Verlag von **August Hirschwald** in Berlin.

Veröffentlichungen aus dem Gebiete des Militär-Sanitätswesens.

Herausgegeben von der Medizinal-Abteilung des Kgl. Preussischen Kriegsministeriums.

1. Heft. Historische Untersuchungen über das Einheilen und Wandern von Gewehrkugeln. Von Stabsarzt Dr. A. Köhler. 1892. 80 Pf.

2. Heft. Ueber die kriegschirurgische Bedeutung der neuen Geschosse. Von Geh. Ober-Med.-Rat Prof. Dr. von Bardeleben. 1892. 60 Pf.

3. Heft. Ueber Feldflaschen und Kochgeschirre aus Aluminium. Bearbeitet von Stabsarzt Dr. Plagge und Chemiker G. Lebbin. 1893. 2 M. 40 Pf.

4. Heft. Epidemische Erkrankungen an akutem Exanthem mit typhösem Charakter in der Garnison Cosel. Von Oberstabsarzt Dr. Schulte. 1893. 80 Pf.

5. Heft. Die Methoden der Fleischkonservierung. Von Stabsarzt Dr. Plagge und Dr. Trapp. 1893. 3 M.

6. Heft. Verbrennung des Mundes, Schlundes, der Speiseröhre und des Magens. Behandlung der Verbrennung und ihrer Folgezustände. Von Stabsarzt Dr. Thiele. 1893. 1 M. 60 Pf.

7. Heft. Das Sanitätswesen auf der Weltausstellung zu Chicago. Bearbeitet von Generalarzt Dr. C. Grossheim. Mit 92 Textfiguren. 1893. 4 M. 80 Pf.

8. Heft. Die Choleraerkrankungen in der Armee 1892 bis 1893 und die gegen die Cholera in der Armee getroffenen Massnahmen. Bearbeitet von Stabsarzt Dr. Schumburg. Mit 2 Textfiguren und 1 Karte. 1894. 2 M.

9. Heft. Untersuchungen über Wasserfilter. Von Oberstabsarzt Dr. Plagge. Mit 37 Textfiguren. 1895. 5 M.

10. Heft. Versuche zur Feststellung der Verwertbarkeit Röntgenscher Strahlen für medizinisch-chirurgische Zwecke. Mit 23 Textfiguren. 1896. 6 M.

11. Heft. Ueber die sogenannten Gehverbände unter besonderer Berücksichtigung ihrer etwaigen Verwendung im Kriege. Von Stabsarzt Dr. Coste. Mit 13 Textfiguren. 1897. 2 M.

12. Heft. Untersuchungen über das Soldatenbrot. Von Oberstabsarzt Dr. Plagge und Chemiker Dr. Lebbin. 1897. 12 M.

13. Heft. Die preussischen und deutschen Kriegschirurgen und Feldärzte des 17. und 18. Jahrhunderts in Zeit- und Lebensbildern. Von Oberstabsarzt Prof. Dr. A. Köhler. Mit Porträts und Textfiguren. 1898. 12 M.

14. Heft. Die Lungentuberkulose in der Armee. Bearbeitet in der Medizinal-Abteilung des Königl. Preuss. Kriegsministeriums. Mit 2 Tafeln. 1899. 4 M.

15. Heft. Beiträge zur Frage der Trinkwasserversorgung. Von Oberstabsarzt Dr. Plagge und Oberstabsarzt Dr. Schumburg. Mit 1 Tafel und Textfiguren. 1900. 3 M.

16. Heft. Ueber die subkutanen Verletzungen der Muskeln. Von Dr. Knaak. 1900. 3 M.

17. Heft. Entstehung, Verhütung und Bekämpfung des Typhus bei den im Felde stehenden Armeen. Bearbeitet in der Medizinal-Abteilung des Königl. Preuss. Kriegsministeriums. **Zweite** Auflage. Mit 1 Tafel. 1901. 3 M.

18. Heft. Kriegschirurgen und Feldärzte der ersten Hälfte des 19. Jahrhunderts (1795—1848). Von Stabsarzt Dr. Bock und Stabsarzt Dr. Hasenknopf. Mit einer Einleitung von Oberstabsarzt Prof. Dr. Albert Köhler. 1901. 14 M.

19. Heft. Ueber penetrierende Brustwunden und deren Behandlung. Von Stabsarzt Dr. Momburg. 1902. 2 M. 40 Pf.

20. Heft. Beobachtungen und Untersuchungen über die Ruhr (Dysenterie). Die Ruhrepidemie auf dem Truppenübungsplatz Döberitz im Jahre 1901 und die Ruhr im Ostasiatischen Expeditionskorps. Zusammengestellt in der Medizinal-Abteilung des Königl. Preuss. Kriegsministeriums. Mit zahlr. Textfiguren und 8 Tafeln. 1902. 10 M.

21. Heft. Bekämpfung des Typhus. Von Geh. Med.-Rat Prof. Dr. Robert Koch. 1903. 50 Pf.

22. Heft. Ueber Erkennung und Beurteilung von Herzkrankheiten. Vortrag aus der Sitzung des Wissenschaftl. Senats bei der Kaiser Wilhelms-Akademie für das militärärztliche Bildungswesen am 31. März 1903. 1903. 1 M. 20 Pf.

23. Heft. Kleinere Mitteilungen über Schussverletzungen. Aus den Verhandlungen des Wissenschaftlichen Senats der Kaiser Wilhelms-Akademie für das militärärztliche Bildungswesen vom 3. Juni 1903. 1903. 2 M.

24. Heft. Kriegschirurgen und Feldärzte in der Zeit von 1848 bis 1868. Von Oberstabsarzt a. D. Dr. Kimmle. 1904. 14 M.

Veröffentlichungen

aus dem Gebiete des

Militär-Sanitätswesens.

Herausgegeben

vom

Sanitäts-Departement

des

Preussischen Kriegsministeriums.

Heft 74.

Über künstliche Atmung mit und ohne Zufuhr von hochprozentigem Sauerstoff.

Bericht

erstattet von

A. Loewy und G. Meyer.

Mit einem Beitrag von Arnt Kohlrausch.

Mit 19 Abbildungen.

1919

Springer-Verlag Berlin Heidelberg GmbH

Über künstliche Atmung mit und ohne Zufuhr von hochprozentigem Sauerstoff.

Bericht

erstattet von

A. Loewy und **G. Meyer.**

Mit einem Beitrag von Arnt Kohlrausch.

Mit 19 Abbildungen.

1919

Springer-Verlag Berlin Heidelberg GmbH

ISBN 978-3-662-34745-4 ISBN 978-3-662-35065-2 (eBook)
DOI 10.1007/978-3-662-35065-2

Inhaltsübersicht.

Einleitung.

Zu den vielfachen Fragen, die der Krieg für das Heeres-Sanitätswesen aufgeworfen hat und die einer schnellen Beantwortung bedurften, weil sie eng mit den Verhältnissen der Versorgung auf dem Gebiete der ersten Hilfe zusammenhingen, gehören unteren anderen solche, die sich auf die künstliche Atmung beziehen und die besonders das Problem betreffen, ob die künstliche Handatmung empfehlenswerter sei, als die mit Hilfe von Geräten. Ferner, welche der Verfahren der künstlichen Handatmung bzw. welche Geräte den Vorzug verdienen. Dazu kommt eine Frage, die unter den Friedensverhältnissen weit weniger Bedeutung hatte als im modernen Kriege, nämlich die nach der Notwendigkeit und Ausführbarkeit der Zufuhr von Sauerstoff zugleich mit künstlicher Atmung.

Gleichzeitig war die weitere Frage zu beantworten, welche Sauerstoffkonzentration von den verschiedenen, dafür empfohlenen Sauerstoffeinatmungsgeräten geliefert wird, wie hoch konzentriert der Sauerstoff benutzt und wie lange hoch konzentrierter Sauerstoff zugeführt werden darf, ohne dem Verunglückten zu schaden.

Im Heere ist als Verfahren der künstlichen Atmung das nach Howard eingeführt (vgl. Krankenträgerordnung 1917, Ziffer 136—141). Das ältere Unterrichtsbuch für Sanitätsmannschaften § 156 enthält noch als zweites Verfahren das von Silvester. Beide Verfahren sind in dem vom Ministerium des Innern herausgegebenen Nothelferbuch und Krankenpflegelehrbuch, sowie in zahlreichen anderen Unterrichtsbüchern über erste Hilfe enthalten. Die Vorschriften weichen jedoch für beide Verfahren in wesentlichen Punkten voneinander ab, besonders in der Angabe über die Atemzahl in der Minute, über die Art des Druckes auf den Brustkorb bei der Exspiration und die genaue Lage des Polsters. Über den Wert der verschiedenen Methoden besteht weitgehende Meinungsverschiedenheit in der Literatur.

Die beiden genannten Verfasser, welche mit der Zusammenstellung des vorliegenden ausführlichen Berichtes für ein Heft der

„Veröffentlichungen aus dem Gebiete des Militärsanitätswesens“ beauftragt worden sind, waren laut Verfügung des Kriegsministeriums (Medizinalabteilung Nr. 662. 10. 16. M.A.G. v. 2. 11. 16) damit betraut worden, die Versuche, die zur Lösung der vorstehend aufgeworfenen Fragen dienen sollten, im Laboratorium von Geheimrat Zuntz auszuführen.

Nachdem ein großer Teil der Versuche abgeschlossen war, schien es zweckmäßig, bei der Kompliziertheit der damals noch der Bearbeitung harrenden Versuche, weitere Herren an der Ausführung der Untersuchung zu beteiligen. Es waren dies die Herren Stabsarzt Prof. Dr. Gildemeister, Oberarzt Dr. Kohlrausch und Stabsarzt Dr. Wirth.

Die Versuche, an denen diese Herren teilnahmen, werden im Text als solche gekennzeichnet werden. Wo nichts besonderes erwähnt ist, sind die beiden Referenten für die Versuche verantwortlich.

Ein vorläufiger im Sanitätsdepartement zusammengestellter Bericht erschien in der Deutschen militärärztl. Zeitschr., 1918, S. 311.

Der Gegenstand, der zur Bearbeitung überwiesen wurde, war für beide Referenten nicht neu. Sie hatten sich mit ihm eine Reihe von Jahren vor Beginn des Krieges befaßt. Bereits im Jahre 1899 und später hatte Meyer verschiedene Untersuchungen über künstliche Atmung veröffentlicht[1]). Sodann hatten Loewy und Meyer vom Jahre 1908 ab in umfassender Weise sich mit der Feststellung der Wirksamkeit der verschiedenen Verfahren der künstlichen Handatmung beschäftigt. Sie berichteten darüber in der Berl. klin. Wochenschr., 1908, Nr. 24, ferner in zwei polemischen Artikeln (Berl. klin. Wochenschrift, 1909, Nr. 5 u. 21), deren einer sich gegen Schäfer-Edinburg (Berl. klin. Wochenschr., 1909, Nr. 13) wendete. Weiter ist Loewy Einwänden, die ihm von seiten Liljestrands gemacht wurden, in einem Aufsatz, der im Jahre 1914 gleichfalls in der Berl. klin. Wochenschrift, Nr. 51, erschien, entgegengetreten.

Im Jahre 1913 begann auf Grund eines Ersuchens des preußischen Handelsministers das Zentralkomitee für das Rettungswesen in Preußen sich der Frage der Wiederbelebung Bewußtloser und Scheintoter anzunehmen, zunächst mit der besonderen Fragestellung, inwieweit die bisher geübten Verfahren geeignet seien, durch elektrischen Starkstrom scheintot Gewordene wieder ins Leben zurück-

---

1) Erste ärztliche Hilfe bei plötzlichen Erkrankungen und Unfällen usw. Berlin 1903. S. 396 ff. — Rettungswesen in Bergwerken. Deutsche med. Wochenschrift. 1906. Nr. 23. — Scheintod und Wiederbelebung. Real-Enzykl. d. ges. Heilk. IV. Aufl. Berlin und Wien, Urban u. Schwarzenberg.

zurufen. Mit der Lösung dieser Aufgabe wurden wiederum Loewy und Meyer betraut. Ihre Versuche erstreckten sich diesmal nicht nur auf die künstliche Handatmung, sondern auch auf die Prüfung verschiedener Geräte zur künstlichen Atmung Scheintoter, und zwar wurden der Inhabad, die verschiedenen Draeger-Pulmotoren und das Oxygenia-Gerät der Prüfung unterzogen. Die Ergebnisse dieser Versuche sind nach dem darüber in einer Sitzung des genannten Zentralkomitees von George Meyer verfaßten Bericht im Archiv f. Rettungswesen u. f. erste ärztl. Hilfe, Bd. 3, H. 2, S. 39, mitgeteilt.

Die Versuche, mit deren Ausführung die Referenten diesmal beauftragt waren, bilden sonach eine Ergänzung und Erweiterung der früheren Untersuchungen.

Die behandelten Fragen sollen nach folgenden Gesichtspunkten besprochen werden:

I. Physiologische Beurteilung verschiedener Arten der künstlichen Handatmung.
II. Verhinderung des Rücksinkens der Zunge bei Bewußtlosen.
III. Künstliche Handatmung in Verbindung mit Zufuhr von hochprozentigem Sauerstoff.
IV. Wirkung langdauernder Einatmung hochprozentigen Sauerstoffs.
V. Sauerstoffzufuhr bei Kohlenoxydvergiftung.
VI. Beurteilung von Geräten, die die künstliche Handatmung ersetzen sollen.

I.

Physiologische Beurteilung verschiedener Arten der künstlichen Handatmung.

Auf Grund ihrer 1908 ausgeführten Versuche waren Loewy und Meyer zu dem Schluß gekommen, daß das beste Verfahren der künstlichen Handatmung das von Brosch abgeänderte Silvestersche Verfahren sei. Dieses Verfahren ist ein sowohl in- wie exspiratorisches. Die Einatmung kommt zustande durch Hinüberziehen der Arme über den Kopf, was zu einer Emporziehung des Brustkorbes und damit Erweiterung des Brustraumes führt. Verstärkt wird die Wirkung dieses Verfahrens dadurch, daß man, wie Brosch zuerst empfohlen hat, die Arme so weit nach hinten führt, daß sie bis zum Ellbogen den Boden berühren. Erst durch diesen Handgriff kommt es zu einer sehr bedeutenden Erweiterung des Brustkorbes, und man kann deutlich wahrnehmen, wie die Luft in die erweiterten Lungen einströmt. Der Handgriff ist jedoch nur dann mit Erfolg ausführbar, wenn unter die

Schultern[1]) ein Polster geschoben wird. Dieses Polster besteht am besten aus einer festen Rolle oder aus Behelfsvorrichtungen, z. B. rollenförmig zusammengewickeltem Militärmantel, einem Bündel von Reisig oder Zweigen, die durch dünne Zweige zusammengebunden sind. Oder es können mehrere ausgehobene Stücke Rasen übereinandergelegt benutzt, oder eine Aufschüttung mit der Schaufel oder mit den Händen hergestellt werden. Der Dickendurchmesser der Rolle soll 10—15 cm betragen. Ihre Breite muß so eingerichtet sein, daß sie nicht an den Seiten über den Körper hinausragt, um nicht das Emporziehen der Arme zu behindern. Die Arme werden mit den Händen so erfaßt, daß vier Finger oberhalb des Ellbogens an der Innenseite der Arme des Verunglückten liegen, während der Daumen an der Außenseite der Arme sich befindet. Dann werden sie langsam seitlich neben dem Kopf nach hinten geführt.

Zur Ausatmung werden die nach hinten geführten Arme gegen den Brustkorb zurückgeführt, wobei die Hände des Retters derart oberhalb der Ellbogen angelegt werden, daß vier Finger an der Außenseite des Oberarmes zu liegen kommen, während die Daumen an der Innenseite sich befinden. Die Ellbogen werden sei es seitlich gegen die Brustwand gepreßt, sei es gegen die Mitte des Brustkorbes geführt und ein Druck von hier aus, eventuell vom Oberbauch her ausgeübt.

Die eben erwähnten Versuche hatten gezeigt, daß die Tiefe des Atemzuges bei diesem Verfahren 1—$1^1/_2$ Liter betragen kann. Will man die Höchstwirkung bei diesem Vorgehen erzielen, so muß man, nachdem die nach hinten gezogenen Arme den Boden berührt haben, 2—3 Sekunden warten, um der Luft Zeit zum Eintreten in den Brustkorb zu gewähren. Infolgedessen ist die Zahl der Atemzüge nach dem Silvester-Broschschen Verfahren beschränkt. Man kann bequem nur 6—8, höchstens 10 Atemzüge in der Minute ausführen. Dadurch stellt sich das Minutenvolumen bei dieser Atmung auf 10 bis 15 Liter im Mittel.

Demgegenüber lassen sich nach Howard bequem 12—15 Atemzüge in der Minute ausführen. Aber das Howard-Verfahren ist ein rein exspiratorisches, bei dem der Atmungserfolg dadurch zustande kommt, daß der Retter rittlings über dem Bauch des Verunglückten kniet und rhythmisch seinen Brustkorb zusammenpreßt. Dabei werden die Hände des Retters an die unteren seitlichen Teile des Brustkorbes

---

1) Neuerdings hat Haedicke (Fortschr. d. Med. 1818/19. Nr. 5/6.) die Anbringung des Kissens unter dem Rücken empfohlen. Der inspiratorische Effekt ist dabei erheblich geringer als bei Lage des Polsters unter den Schultern, welche schon Silvester empfohlen hat.

so angelegt, daß der Daumen entlang dem vorderen Rande der unteren Rippen liegt, während die übrigen vier Finger mäßig gespreizt oder aneinander gelegt den Brustkorb seitlich umgreifen. Durch den Druck der Hände auf den unteren Brustkorb wird dieser zusammengepreßt, er gerät infolgedessen in eine Stellung, die der maximalen Exspiration naheliegt. Bei Nachlassen des Druckes federt der Brustkorb wieder in seine alte Lage, d. h. in die normale exspiratorische Ruhelage zurück. Dieser letzte Vorgang entspricht der Einatmung. Der Umfang der künstlichen Atmung nach Howard beträgt im Durchschnitt nur 500 ccm, selten gelingt es auf 6—700 ccm zu kommen. Da aber 12—15 solcher Atemzüge ausgeführt werden können, wird in der Minute ein Luftvolumen von 6—9 Litern gefördert. Demnach steht die Minutenleistung nicht sehr erheblich gegen die nach Silvester-Brosch zurück. Aber das letztere Verfahren bietet neben der, wenn auch nicht sehr erheblich größeren Ventilation zwei Vorteile: erstens nämlich den, daß durch die Tiefe der einzelnen Atemzüge die Wirkung des sogenannten schädlichen Luftraumes weniger ins Gewicht fällt, d. h. also die Sauerstoffmenge, welche die Alveolen erreicht, und die Kohlensäuremengen, welche aus ihnen abgeführt werden können, verhältnismäßig erhöht sind gegenüber einem Verfahren, bei dem, wie beim Howardschen, die Atemtiefe nur gering ist, also ein verhältnismäßig großer Teil des einzelnen Atemzuges nicht bis zu den Alveolen gelangt. Der zweite Vorteil ist der, daß das Silvester-Broschsche Verfahren erheblich kräftiger auf die Blutbewegung durch die Lungen einwirkt. Bei dem Silvester-Broschschen Verfahren wird durch plötzliche Erweiterung des Brustkorbes bei der Einatmungsbewegung ein beträchtlicher negativer Druck im Brustkorb erzeugt und dementsprechend kommt es zu einer Ansaugung des Blutes in den Brustkorb, also zu einer Beschleunigung der Blutströmung. Einen Beweis dafür, wie stark der Kreislauf beeinflußt wird, ergaben plethysmographische Versuche, die Loewy und Meyer in der Berliner klin. Wochenschr. 1908 mitgeteilt haben.

Beim Howard-Verfahren kann die Beeinflussung des Blutlaufes nur gering sein, da eine inspiratorische Erweiterung überhaupt nicht zustande kommt und der Druckunterschied zwischen dem inspiratorischen und exspiratorischen Stande des Atmungsapparates nur gering ist.

Unter Mitwirkung der Herren Professor Gildemeister und Stabsarzt Wirth wurden neuerlich Versuche über die Gestaltung der künstlichen Atmung nach den beiden eben genannten Verfahren wiederholt, deren Ergebnisse nachstehend mitgeteilt seien. Das Versuchsverfahren war ebenso wie früher derart, daß die Versuchsperson durch ein Mundstück bei zugeklemmter Nase atmete. Das Mundstück gabelte sich in ein T-Rohr, dessen beide Enden ein In- bzw. Exspirationsventil trugen. Das erstere mündete frei, das letztere führte unter Zwischenschaltung eines weiten Schlauches zu einer sogenannten trockenen Gasuhr, die die Größe jeden einzelnen Atemzuges abzulesen gestattete.

Versuch 1. Versuchsperson Stabsarzt Wirth, Retter Gildemeister. Zunächst wird nach Howard geatmet mit Druck auf den Bauch.

Die Werte sind folgende:

Zeit	Gasuhrstand	In 1/2 Minute geatmetes Luftvolumen	Atemgröße in der Minute im Mittel	Atemfrequenz in der Minute	Atemtiefe ccm
12 Uhr 30 Min.	5 698 900				
12 „ 30½ „	701 500	2600			
12 „ 31 „	4 900	3400	6,25 Liter	14	447
12 „ 31½ „	8 200	3300			
12 „ 32 „	711 400	3200			

Die Atemgröße in der Minute berechnet sich auf 6,25 Liter. Da die Atemfrequenz 14 war, beträgt die Atemtiefe 447 ccm.

Demgegenüber stellen sich die Werte nach Silvester folgendermaßen:

Zeit	Gasuhrstand	In 1/2 Minute geatmetes Luftvolumen	Atemgröße in der Minute im Mittel	Atemfrequenz in der Minute	Atemtiefe ccm
12 Uhr 34½ Min.	5 719 100				
12 „ 35 „	24 300	5200			
12 „ 35½ „	9 500	5200	10,65 Liter	9,5	1121
12 „ 36 „	34 800	5300			
12 „ 36½ „	5 740 400	5600			

Die Atemgröße beträgt hier 10,65 Liter. Die Frequenz ist 9—10. Atemtiefe im Mittel 1121 ccm. Hier ergibt sich also, daß die Silvester-Atmung zu einer erheblich größeren Ventilation geführt hat, als die nach Howard.

Zum Schluß wird ein vereinigtes Silvester-Howardsches Verfahren ausgeführt, wobei Gildemeister die Einatmung nach Silvester, Meyer den Bauchdruck nach Howard an Wirth ausführen. Die Werte sind folgende:

Zeit	Gasuhr-stand	In 1/2 Minute geatmetes Luftvolumen	Atemgröße in der Minute im Mittel	Atemfrequenz in der Minute	Atemtiefe ccm
12 Uhr 40 Min.	5 755 200				
12 „ 40½ „	60 200	5000			
12 „ 41 „	4 400	4200			
12 „ 41½ „	8 900	4500	9,36 Liter	10	936
12 „ 42 „	72 500	3700			
12 „ 42½ „	8 600	6000			

Es berechnet sich demnach ein Atemvolumen von 9,36 Litern in der Minute; da die Frequenz 10 in der Minute betrug, so macht die Atemtiefe 936 ccm aus.

Bemerkenswert ist, daß Gildemeister angibt, ihn habe die Ausführung der Atmung nach Silvester nicht mehr angestrengt als die nach Howard. Die gefundenen Werte, insbesondere der Vergleich der bei der reinen Silvester-Atmung gefundenen mit den nach der vereinigten Silvester-Howardschen erhaltenen müssen zu dem Schluß führen, daß von der wesentlichsten Bedeutung für den Umfang der künstlichen Atmung die Hervorrufung einer möglichst tiefen Einatmung ist.

Das hauptsächlichste Gewicht bei der Atmung nach Silvester ist auf eine einwandfreie Ausführung der Einatmungsphase zu legen, während für die Ausführung der Ausatmung es weniger ins Gewicht fällt, ob der Druck seitlich auf den Brustkorb oder gegen seine Mitte oder gegen den Oberbauch erfolgt. —

Eine Reihe weiterer Versuche wurde vorgenommen, um festzustellen, wie sich die Ausführung der Howardschen und Silvester-Broschschen Atmung in der Hand ungeübter Retter gestaltet, die teils praktisch einzelne Verfahren geübt hatten, teils noch ganz ungeübt waren und nur theoretischen Unterricht über einzelne Verfahren erhalten hatten.

1. Sch., Heilgehilfe und Masseur, ohne praktische Ausbildung, führt zunächst das Verfahren nach Howard an dem Sanitätssoldaten D. aus. Anzahl der Atmungen in der Minute beträgt 16—18. Im Mittel werden 6,65 Liter in der Minute erreicht. Derselbe führt sodann das Verfahren nach Silvester aus. Dabei kommt er auf 8—10 Atmungen in der Minute mit 8,95 Litern Atemvolumen im Durchschnitt. Die Atemtiefe beträgt hier i. M. 995 ccm. Das Silvestersche Verfahren kannte Sch. überhaupt noch nicht. Er lernt die Methode sehr schnell und gibt an, daß er den Silvester leichter ausführen könne als den Howard.

Sch. wird dann Versuchsobjekt. Er atmet zunächst spontan durch die Gasuhr, wobei im Mittel von $4^1/_2$ Minuten 6,257 Liter in der Minute von ihm geatmet werden, bei 20—21 Atemzügen in der Minute.

2. Dann wird an ihm durch den Sanitätssoldaten D. das Verfahren nach Howard mit Brustdruck ausgeführt. Die Werte sind unzuverlässig, da er zugleich spontan mitatmet. Sodann wird von Stabsarzt Wirth das Silvester-Verfahren an ihm geübt. Auch die hier erhaltenen Werte sind unbrauchbar, da Sch. sowohl bei Ausatmung wie auch während der Einatmungsphase spontan respiriert.

3. Versuchsperson wird dann D. Er atmet zunächst spontan im Mittel von $2^1/_2$ Minuten 3,64 Liter in der Minute bei 16—18 Atemzügen.

4. Dann wird der Silvester von Gildemeister an ihm ausgeführt. Er exspiriert dabei selbsttätig bei jeder Ein- und Ausatmung. Bei der nun folgenden Atmung nach Howard macht er gleichfalls aktive Einatmungen.

Ebenso kommt es zu aktiven Atmungen, als der Silvester an ihm durch Meyer ausgeführt wird. Die gefundenen Atemwerte sind demnach nicht brauchbar.

5. Versuchsperson wird dann der Sanitätssoldat R. Als Retter dient zunächst ein gänzlich Ungeübter, der theoretisch das Verfahren nach Silvester, aber ohne die Abänderung nach Brosch gelernt hat. Er wird nun mit dem Silvester-Brosch-Verfahren bekannt gemacht und bringt eine Atmung zustande, die im Mittel von 2 Minuten 11,75 Liter in der Minute ergibt bei 8—9 Atemzügen, d. h. bei einer Atemtiefe von 1382 ccm.

Die nun folgende durch Meyer ausgeführte Silvester-Atmung an der gleichen Person fördert 9,85 Liter in der Minute bei einer Atemfrequenz von 7, d. h. einer Atemtiefe von 1409 ccm.

6. Bei der folgenden Silvester-Atmung durch einen gänzlich ungeübten Sanitätssoldaten kommt es wiederum zu aktiven Atemzügen. Der Retter gibt an, daß für ihn die Ausführung der Einatmungsphase nach Silvester leichter sei als die Ausatmung.

7. Retter wird nun ein Sanitätssoldat E., der die Atmung nach Howard gelernt hat. Bei der Ausführung derselben an R. kommt es zu spontanen Atemzügen, so daß eine Durchführung der Atmung rein passiv nicht möglich wird. Bei der Ausführung nach Silvester, die dem Retter bisher unbekannt war, bringt er ein Atemvolumen zustande von 8,2 Litern in der Minute, bei einer Frequenz von durchschnittlich 7,5 und einer Atemtiefe von 1092. Dieser Retter gibt an, daß das Silvester-Verfahren, und zwar besonders der Ausatmungsdruck, nicht aber das Hinüberziehen der Arme bei der Einatmung, ihn mehr angestrengt habe als das Verfahren nach Howard, das er allerdings so wenig wirksam ausführte, daß die Spontanatmung nicht aufgehoben wurde. Einige weitere Versuche zeigten, daß das Zurückführen der Arme aus der Einatmungslage an den Brustkorb einen wesentlichen exspiratorischen Erfolg zustande bringt, daß jedoch der Druck auf den Brustkorb die Ausatmung noch weiter fördern kann.

Die vorstehenden Versuche zeigen, daß Ungeübte sowohl mit der Howardschen wie mit der Silvester-Broschschen Methode Schwierigkeiten haben können, daß jedoch das Silvester-Broschsche Verfahren jedenfalls nicht schwerer zu erlernen oder ausführbar ist als das Howardsche.

Weiter wurde an Prof. Gildemeister künstliche Handatmung vorgenommen von 5 Sanitätssoldaten, die die Atmung ohne besondere Belehrung so ausführten, wie sie es im Unterricht erfahren hatten. Diese Versuche geben Aufschluß über Einzelheiten der Ausführung, die auf das Gelingen von Einfluß sind, indem sie es befördern oder vereiteln können.

1. Atmung durch Sanitätsunteroffizier D. Silvester-Verfahren ohne Herabdrücken der Arme gegen den Boden und ohne Heranpressen der Arme gegen den Brustkorb. Nach Angabe von Gildemeister ist kein großer respiratorischer Effekt zu bemerken.

2. Sanitätssoldat N. nimmt einen modifizierten Silvester vor. Sitzt rittlings wie bei Howard, d. h. also, die Arme werden zwecks Einatmung vom Bauche her über den Kopf der Versuchsperson zurückgeschlagen. Wirkung gering. Derselbe führt das Howard-Verfahren derart aus, daß er einen Druck nicht gegen den untersten Brustkorb, sondern gegen den Oberbauch ausübt, indem er die Hände beiderseits auf den Bauch, die Daumen unter den Rand des Brustkorbes anlegt und einen Druck nach hinten und zugleich mit Schiebung nach oben ausführt. Erfolg nach Gildemeisters Angabe gut, besser als bei dem Howard-Verfahren, das vorher von Meyer lege artis unter Zusammenpressung und Nachobenschiebung der unteren Brustkorbpartie ausgeführt wurde.

3. Sanitätssoldat R. führt den Howard nach geltender Vorschrift aus, d. h. macht eine Kompression des unteren Brustabschnittes. Effekt nach Gildemeisters Angabe gut, wobei von G. angegeben wird, daß man sich hüten muß, den exspiratorischen Druck zu früh zu unterbrechen, wenn man eine genügende Atemwirkung erzielen will. Die Atmung nach Silvester wird ausgeübt, ohne die Arme gegen den Boden zu drücken. Es findet nach Gildemeister kein deutlicher inspiratorischer Effekt statt.

4. Sanitätssoldat E. gibt an, zwar theoretisch in der Ausführung der künstlichen Handatmung unterrichtet zu sein, sie aber noch nie gesehen oder ausgeführt zu haben. Führt den Howard lege artis aus. Nach Gildemeisters Angabe ist der Effekt gering, weil keine ausreichende Verschiebung nach oben stattfand.

5. Sanitätssoldat G. Ausführung der Silvester-Atmung. Gildemeister gibt an, daß der inspiratorische Effekt fast null sei. Die Arme wurden nicht an den Boden gedrückt. Die exspiratorische Wirkung sei besser, obwohl die Arme nicht fest an den Brustkorb gedrückt wurden.

Howard wird ausgeführt durch Druck auf die untere Brustkorbpartie. Der Druck war zu schwach, so daß Gildemeister spontan mitatmen mußte. Nach Gildemeisters subjektivem Gefühl soll beim Howard der Druck gegen die obere Bauchgegend wirksamer sein, als der gegen die untere Brustkorbpartie.

Weitere Versuche wurden wiederum an Gildemeister durch Stabsarzt Wirth angestellt. Bei dem Verfahren nach Howard beträgt die Ventilation nicht ganz 7,5 Liter. Es wird dann abwechselnd die Atmung nach Howard durch Druck auf den Oberbauch und durch Druck gegen den Unterrippenrand ausgeführt. Letzteres Verfahren soll jetzt nach Angabe von Gildemeister wirksamer sein. Objektiv ist das festzustellen durch das Verhalten des Sparbeutels, der dabei stärker während der Inspiration zusammenfällt. Bei weiteren Versuchen nach Silvester wird der Effekt der durch Wirth an Gildemeister ausgeführten Atmung sowohl inspiratorisch wie exspiratorisch als gut bezeichnet.

Auf Grund vorstehender Untersuchungen muß das Silvester-Verfahren als dem Howardschen überlegen bezeichnet werden. Sein Wirkungsgrad übertrifft den des letzteren, und auch seine Ausführung erfordert, wie die besonderen Versuche mit ganz ungeübten Mannschaften, die zur Ausführung beider Verfahren herangezogen wurden, ergaben, keine größere Anstrengung, nach Angabe mancher sogar eine geringere als dàs Howardsche, auch keine größere Vorübung. Demnach dürfte die ausschließliche Empfehlung des Howard-Verfahrens in der Kankenträgerordnung 1917, Ziff. 136—141, nicht gerechtfertigt sein. Natürlich gibt es Fälle, in denen der Silvester-Brosch wegen bestehender körperlicher Verletzungen nicht ausgeführt werden kann, besonders bei Brüchen der Arme. Dann wird man natürlich auf den Howard mangels eines geeigneteren Verfahrens zurückgreifen müssen. Allerdings können Umstände vorliegen, in denen auch der Howard nicht gut anwendbar ist. So, wenn man es mit Rippenbrüchen bei dem Verunglückten zu tun hat. Dann dürfte nichts übrig bleiben als eine, wenn auch sehr schwache und zur Aufrechterhaltung des normalen Lungengaswechsels nicht genügende Luftbewegung in den Lungen durch rhythmischen Druck auf den Oberbauch (Epigastrium) herbeizuführen. Dieser Handgriff stellt einen der ältesten dar, der für Einleitung künstlicher Atmung empfohlen worden ist. Er ist schon, z. B. 1836, beschrieben[1]).

II.

Verhinderung des Zurücksinkens der Zunge bei Bewußtlosen.

Schon seit den ersten Zeiten der Anwendung des Howard- und Silvester-Verfahrens ist auf ein Bedenken hingewiesen worden, das sich deren wirksamer Durchführung entgegenstellen könnte, das ist die Möglichkeit, daß die schlaffe und haltlose Zunge bei der Rückenlage des Bewußtlosen nach hinten sinkt, den Eingang zu den Luftwegen verlegt und so den Luftzutritt zn den Lungen erschwert oder aufhebt. In diesem Falle würde natürlich jede künstliche Atmung ihren Zweck verfehlen. Wie häufig sich dieser Zufall ereignet, darüber besteht keine Einigkeit. Der gleiche Fall könnte natürlich auch

1) Marc, Neue Untersuchungen über die Hilfe bei Scheintoten. Leipzig 1836. S. 128.

eintreten, wenn tiefe Bewußtlosigkeit aus anderen Ursachen, z. B. Narkose, zustande kommt. Ueber dieses Vorkommnis und seine Häufigkeit müßten die Chirurgen eine besonders ausgedehnte Erfahrung besitzen. Aber die Angaben verschiedener Chirurgen hierüber weichen weit voneinander ab. Einzelne scheinen dieses relativ häufig, andere fast gar nicht beobachtet zu haben. Die Chirurgen können eine etwaige Verlegung des Kehlkopfeinganges durch die zurückgesunkene Zunge leicht beseitigen durch den nach Esmarch benannten Handgriff, der bekanntlich darin besteht, daß der Unterkiefer nach vorn und oben durch von hinten her geübten Druck auf den Kieferwinkel vorgeschoben wird. Bei Ausführung der künstlichen Atmung ist dieser Handgriff überhaupt nicht auszuführen, wenn sie nach Silvester-Brosch vorgenommen wird; denn die Stellung, die von Seiten des mit der Vornahme des Esmarchschen Handgriffs betrauten Retters eingenommen werden muß, hindert die Weiterführung der künstlichen Atmung. Bei dem Verfahren nach Howard ließe sich der Handgriff durch einen zweiten Retter ausführen. Ist nur ein Retter anwesend, so ist auch hier der Handgriff unmöglich. Man hat deshalb empfohlen, ihn dadurch zu ersetzen, daß man die Zunge aus dem Munde hervorzieht und auf irgend eine Weise vor dem Munde befestigt. Man benutzt dazu ein Tuch oder eine Binde, mit welchen man die hervorgezogene Zunge festhält, oder man bindet die hervorgezogene Zunge mit Hilfe eines über sie gelegten Tuches, dessen Enden im Nacken zusammengeschlungen werden, fest. Man kann sich auch einer Behelfsvorrichtung nach Schill bedienen, indem man die Zungenspitze zwischen zwei Stäbchen faßt und beiderseits die Stäbchen mit einem Bindfaden zusammenpreßt.

Diese Behelfsvorrichtung ist entschieden sicherer in der Wirkung als das Festbinden mit einem Tuche, hinter dem die Zunge gar zu leicht in den Mund zurückgleiten kann. Es darf nicht verschwiegen werden, daß von manchen Seiten überhaupt die Möglichkeit geleugnet wird die Zunge durch die Binde sicher festzuhalten. Jedenfalls ist das Herausziehen sowie das Festbinden der Zunge durchaus kein einfaches Verfahren.

Ganz zweckmäßig erscheint ein vor Jahren von Hans Leyden angegebener, aber bei Aerzten anscheinend wenig bekannter Zungenhalter. Er besteht aus zwei gelenkig gegen einander beweglichen geriefelten Platten, die durch Federkraft aneinander gepreßt werden. Durch Druck auf zwei Fortsätze können die beiden Platten voneinander entfernt werden. Die herausgezogene Zunge wird zwischen sie gelegt, der Druck auf die Fortsätze aufgehoben, wodurch die Platten sich wieder aneinander legen und so die Zunge festhalten. Ein Hineinschlüpfen des Halters in die Mundhöhle haben wir durch eine besondere Vorrichtung unmöglich gemacht; nämlich dadurch, daß wir eine 3 cm breite und 2 cm hohe, rechtwinklig nach oben ragende, der Oberlippe entsprechend gewölbte Metallplatte auf der oberen der beiden Zungenplatten, nahe an deren Gelenk, anbrachten, die sich nach dem Fassen der Zunge gegen die Oberlippe anlegt (Abb. 1 u. 2).

Wir sind nun durch eine gelegentliche Beobachtung darauf geführt worden, daß es möglich sein muß, ohne das Herausziehen der Zunge ihr Nachhintensinken zu vermeiden und der Gefahr eines Verschlusses der Luftwege vorzubeugen[1]).

Wir fanden nämlich, daß eine scharfe Seitwärtsdrehung des Kopfes die Wirkung hat, den Zungengrund von der Wirbelsäule zu entfernen und damit den Eingang zum Kehlkopf um ein mehr oder weniger erhebliches Stück zu vergrößern. Diese Tatsache läßt sich im Röntgenbilde sowohl an der Leiche wie am Lebenden feststellen, und die Vorgänge, die zu der Erweiterung des Kehlkopfeinganges führen, lassen sich so fixieren, daß der Mechanismus dieses Vorganges klargestellt wird. Noch deutlicher konnten durch Freilegung der vom Zungenbein und Kehlkopf zum Brustbein führenden und der Zungenbeinunterkiefermuskeln an der Leiche die bei der Seitwärtsdrehung des Kopfes sich abspielenden Vorgänge ermittelt werden.

Wir gingen hier so vor, daß wir Nadeln einerseits zwischen dem vorderen Winkel des Zungenbeines und dem oberen Schildknorpelrande, andererseits zwischen Ring- und Schildknorpel des Kehlkopfes in der Mittellinie einstachen, bis die Spitzen die Vorderfläche der zugehörigen Wirkelkörper erreichten, und die Länge der eingestochenen Stücke einmal bei geradeaus gerichtetem Kopfe, ein zweites Mal bei scharf nach seitwärts gedrehtem maßen. Es ergab sich aus beiderlei Versuchsanordnungen in gleicher Weise, daß die scharfe Seitwärtsdrehung des Kopfes zu einem Abrücken des Zungenbeines und des Kehlkopfes von der Wirbelsäule führte. Bei der direkten Messung der eingestochenen Nadeln war die Länge des eingestochenen Nadelstückes durch die Entfernung des vorderen Kehlkopfrandes von der Wirbelsäule um 1 cm gesteigert, und zwar sowohl am oberen wie am unteren Schildknorpelrande, wenn der Kopf aus der nach vorn gerichteten Stellung scharf seitwärts gedreht wurde.

---

1) Loewy und Meyer, Münch. med. Wochenschr. 1918. Nr. 25.

Bei den Röntgenaufnahmen waren die Unterschiede noch erheblicher. So betrug in einem Falle der Abstand des Zungengrundes

Abbildung 1.

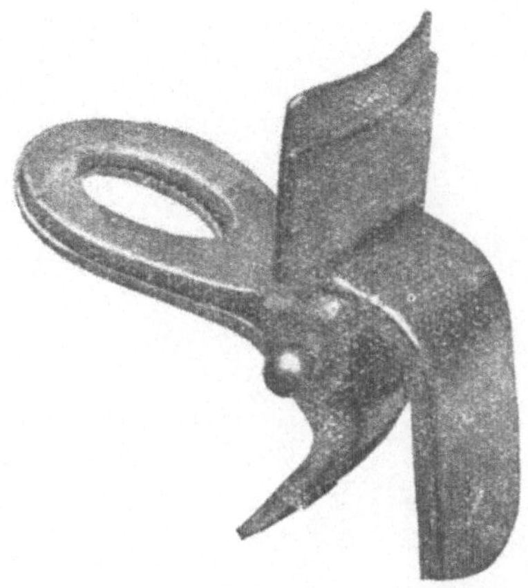

Veränderter Zungenhalter nach Hans Leyden.

Abbildung 2.

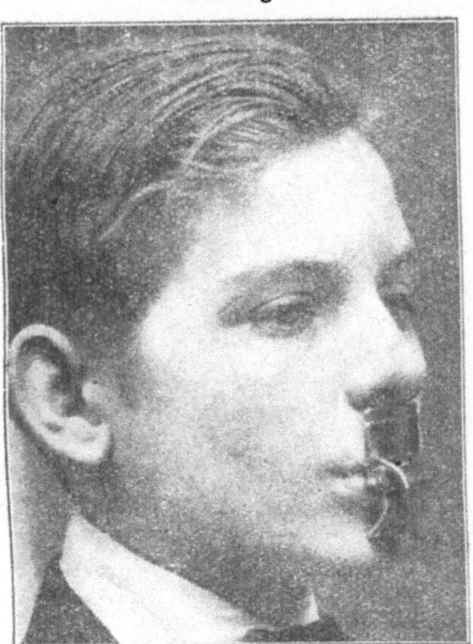

Veränderter Zungenhalter nach Hans Leyden in Lage.

von der Wirbelsäule bei normaler Kopfhaltung 1,3 cm, bei nach rechts gedrehtem Kopfe 2,3 cm, der des vorderen Winkels des Zungenbeines von der Wirbelvorderfläche bei geradeaus gerichtetem Kopfe 4,3 cm, bei seitwärts gedrehtem 5,5 cm.

Abbildung 3.

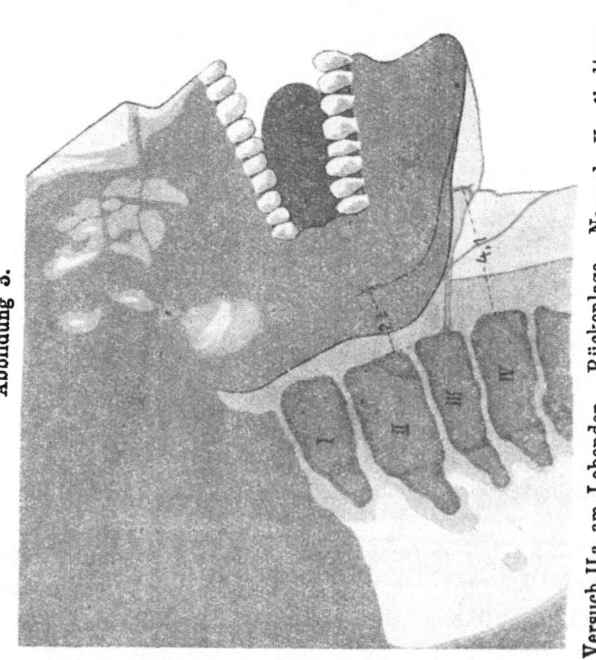

Versuch IIa am Lebenden. Rückenlage. Normale Kopfhaltung.

Abbildung 4.

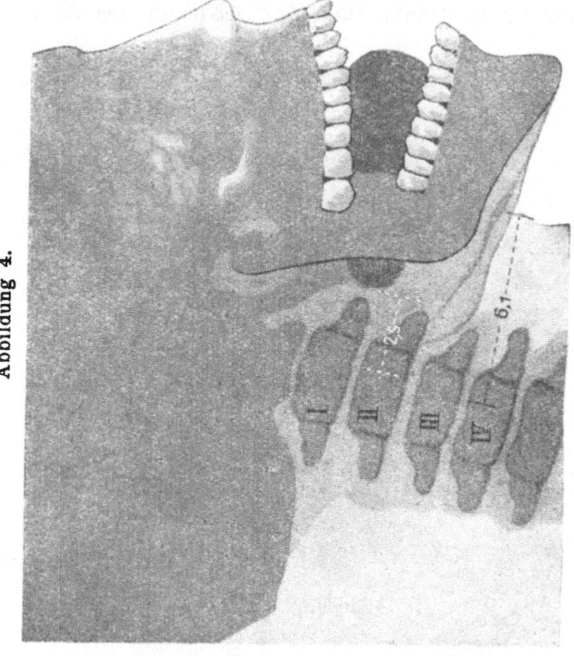

Versuch IIb. Kopf stark seitwärts gedreht.

Abbildung 5.

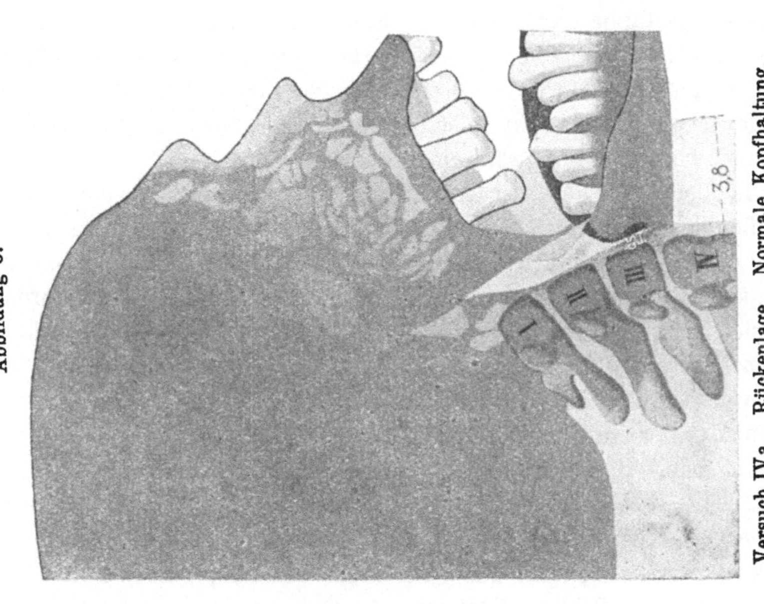

Versuch IV a. Rückenlage. Normale Kopfhaltung.

Abbildung 6.

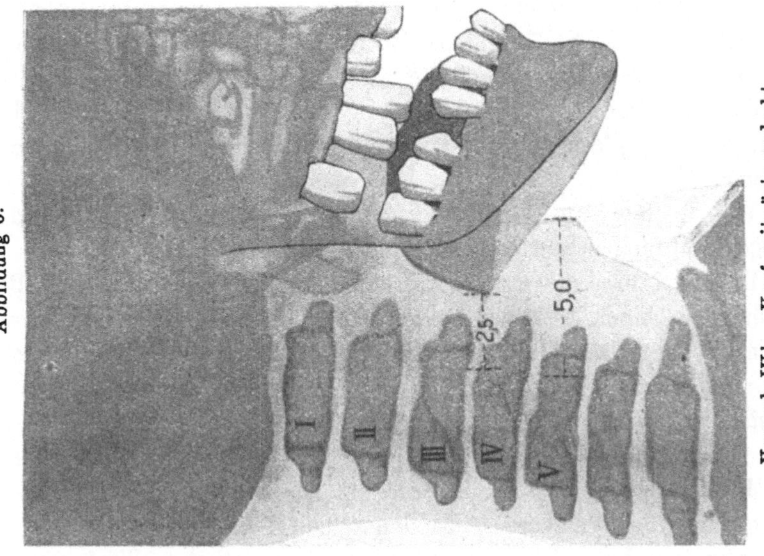

Versuch IV b. Kopf seitwärts gedreht.

In einem zweiten Falle war der Zungengrund von der Wirbelsäule entfernt bei geradeaus gerichtetem Kopfe 0,5 cm, bei nach rechts gedrehtem 2,4 cm. Der vordere Winkel des Zungenbeines hatte bei ersterer Stellung eine Entfernung von 3,75, bei letzterer 5,0 cm von der Wirbelvorderfläche. Dabei war es gleichgültig, ob der Versuchsmensch auf dem Rücken oder auf der Seite lag. Die Drehung des Kopfes nach der Seite hatte in beiden Fällen die gleiche Wirkung.

Wir wollen zur Veranschaulichung des Gesagten einige der Röntgenabbildungen wiedergeben (vgl. Abb. 3—6).

Das Verfahren der Seitwärtsdrehung findet sich ohne eine Begründung in einer kleinen gemeinverständlichen Schrift von Milner, der nach einer brieflichen Mitteilung an uns damit gute praktische Erfahrungen erzielt hat. Natürlich können unsere Versuche die Frage, ob sich das Verfahren in allen Fällen bewähren wird oder ob es unter besonderen Umständen vielleicht versagt, nicht entscheiden. Die Mitteilung an dieser Stelle soll als Anregung zu ausgedehnterer Verwendung des Verfahrens, zunächst bei Ausführung der Narkose, empfohlen werden. Die Bedeutung ihres praktischen Wertes wird sich erst nach Zusammenfassung eines sehr umfangreichen statistischen Materials erkennen lassen. Zunächst müßte erwartet werden, daß die Anzahl der Asphyxien, die durch Nachhintensinken der Zunge in der Narkose zustande kommt, eine erhebliche Einschränkung erfährt, wenn die Narkose von vornherein bei scharf seitwärts gedrehtem Kopf vorgenommen wird. Ob eine bei gewöhnlicher Kopfhaltung zustande gekommene Asphyxie durch dann erfolgende Seitwärtsdrehung beseitigt werden kann, wäre eine weitere Frage.

In der zwischen der Anstellung unserer Versuche und dieser Veröffentlichung verstrichenen Zeit ist durch eine Rundfrage des Herrn Chefs des Feldsanitätswesens und des Sanitäts-Departements des Kriegsministeriums eine größere Zahl von Antworten erzielt worden, die sich meist günstig über den Erfolg der Seitwärtsdrehung äußern. In einzelnen wird angeführt, daß dieses Verfahren schon früher geübt wurde. Gewiß war die Seitwärtsdrehung des Kopfes vorgenommen, aber zum Zwecke der Verhütung des Eindringens von Schleim oder durch Erbrechen entleertem Mageninhalt in die Luftwege. Mit dieser Absicht ist die Seitendrehung häufig auch wohl vorbeugend ausgeführt worden. Daß dies aber bewußt geschah um die Atmung zu sichern, war wohl nicht der Fall, was uns die Aussagen bekannter Berliner Chirurgen bestätigten.

III.

Künstliche Handatmung in Verbindung mit Zufuhr von hochprozentigem Sauerstoff.

In Fällen von Scheintod, der durch Einatmung von giftigen Gasen, deren Hauptbestandteil Kohlenoxyd ist, zustande gekommen ist, ist es zur Erzielung einer möglichst erfolgreichen Wieder-

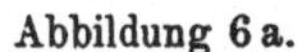

Abbildung 6 a.

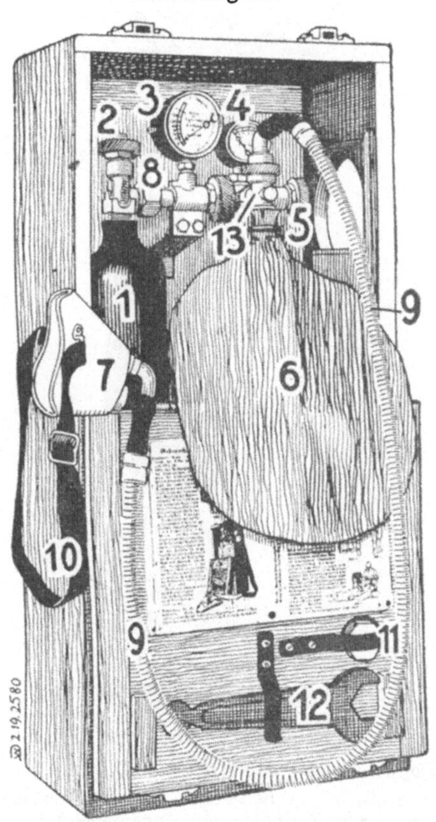

Truppensauerstoffbehandlungsgerät.
1 Sauerstoffbombe. 2 Öffnungsschraube. 3 Manometer zur Anzeige des Sauerstoffvorrats in der Bombe. 4 Druckminderungsventil. 5 Schraube zum Auslaß des Sauerstoffs in den Sparbeutel 6 und die Maske 7.

belebungstätigkeit erforderlich, die künstliche Atmung mit der Einatmung hochprozentigen Sauerstoffs zu verbinden. Das Gerät, das im Felde hierfür und auch für Sauerstoffzufuhr ohne künstliche Atmung, z. B. für Behandlung Kampfgaserkrankter zur Verfügung steht, ist 1. das sogenannte Truppensauerstoffbehandlungsgerät (Abb. 6 a) und 2. das doppelarmige Sauerstoffbehandlungsgerät (Abb. 6b). Beide bestehen aus einem Sauerstoff-Vorratszylinder, der beim Truppensauerstoffbehandlungsgerät 300 Liter Sauerstoff, beim doppelarmigen Sauerstoffbehandlungsgerät 1500 Liter Sauerstoff enthält. Der auf 150 Atmosphärendruck verdichtete Sauerstoff gelangt aus dem Zylinder mittels eines Druckminderungsventils unter einem ganz geringen Druck

Abbildung 6 b.

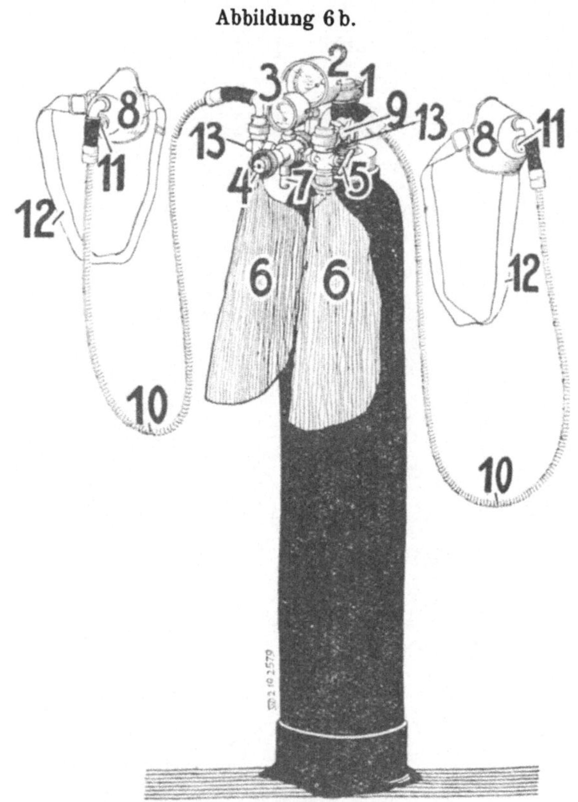

Doppelarmiges Sauerstoffbehandlungsgerät.
1 Schraube für das Verschlußventil der Bombe. 2 Sauerstoffvorratsmesser (Atmosphärendruck). 4 Regulierrädchen zum Einstellen von Manometer 3 (Sauerstoffauslaß für die Minute in Litern). 13 Schraube zur Betätigung des Sparapparates 9. 6 Sparbeutel.

in einen Schlauch und von diesem zu einer Maske, die dem Gesicht angepaßt wird. Diese Maske besteht im allgemeinen aus Weißmetall, das etwas biegsam ist, so daß der Maskenrand dem Gesicht des Verunglückten einigermaßen durch Zurechtbiegen angepaßt werden kann. Eingeschaltet ist ein sogenannter Sparbeutel, der ein Fassungsvermögen von etwa 3 Litern Gas besitzt und mit Hilfe von Ventilen derart eingerichtet ist, daß er in der Ausatmungsphase mit dem aus dem Vorratszylinder ausströmenden Sauerstoff gefüllt wird, was an seiner Aufblähung sichtbar wird. Während der Einatmungsphase dagegen fällt er zusammen dadurch, daß er seinen Inhalt an die Lungen abgibt. Die Ausflußmenge aus dem Zylinder ist einstellbar auf 6, 8 oder 10 Liter Sauerstoff; bei Einstellung auf Höchstleistung zuweilen schätzungsweise bis 15 Liter.

Die Untersuchungen über den Lungenluftwechsel bei künstlicher Handatmung haben nun ergeben, daß die Atemgröße bei der Atmung Howard 6—10 Liter in der Minute, bei der nach Silvester gegen 10—15 Liter in der Minute ausmacht. Demnach ist die Ausflußmenge aus dem Sauerstoffzylinder des Truppensauerstoffbehandlungsgerätes, selbst wenn man auf den Höchstausfluß einstellt, knapp ausreichend für die Atmung nach Howard und häufig nicht ausreichend für die Atmung nach Silvester. Dabei spielt die Tatsache eine Rolle, daß mit der fortschreitenden Entleerung des Sauerstoffzylinders, also mit Sinken der Kompression des Sauerstoffs in ihm, die Hergabe immer geringer wird, d. h. die wirklich ausströmende Sauerstoffmenge immer mehr hinter der durch den Apparat angezeigten zurückbleibt. Besonders ist das der Fall, wenn das Gerät auf eine Hergabe größerer Minutenmengen, z. B. 10 Liter eingestellt wird.

Diese Tatsache geht aus Versuchen hervor, die die Herren Prof. von der Heide und Dr. Flügge (Hauptsanitätsdepot, Versuchs- und Prüfstelle für Sauerstoffgeräte) mit 5 Sauerstoffbehandlungsgeräten anstellten. Zu ihrer Feststellung wurden die Geräte bei verschiedenen Sauerstoffdrucken nicht nur auf die Höchstleistung eingestellt, die am kleinen Manometer (Dosierungsmesser) nur durch die Atmosphären abzulesen ist und deshalb geschätzt werden muß, sondern es wurde auch gleichzeitig der Durchlaß von Sauerstoff festgestellt, wenn die Geräte auf **6** oder **10** Liter eingestellt waren.

Aus der folgenden Tabelle (S. 20) ist ersichtlich, daß drei Reihen von Versuchen ausgeführt wurden.

Die 5 Geräte hatten zuerst einen Druck von **131** bis **156** Atmosphären. Während bei **6** Liter Einstellung die Geräte tatsächlich **6** Liter mit geringen Abweichungen nach oben und unten lieferten, waren schon bei **10** Litern Differenzen bis **20** v. H. (z. B. Gerät Nr. 5: anstatt **10** Liter nur **8** Liter) festzustellen. Im Durchschnitt ergab sich ein Minus von **14** v. H.

Bei der Maximaleinstellung gibt kein Gerät mehr als 14 Liter her, im Durchschnitt **11,7** Liter.

In der 2. Reihe war in denselben 5 Geräten ein Druck von **56** bis **100** Atmosphären. Bei **6** Liter Einstellung gaben fast alle Geräte den dazugehörigen Durchlaß mit **10** v. H. Spielraum. Bei **10** Liter Ein-

Prüfungen des Durchlasses von Truppensauerstoffbehandlungsgeräten.

Gerät Nr. 1			Gerät Nr. 2			Gerät Nr. 3			Gerät Nr. 4			Gerät Nr. 5		
Druck 152 Atm.			Druck 156 Atm.			Druck 131 Atm.			Druck 143 Atm.			Druck 154 Atm.		
Einstellung auf			Einstellung auf			Einstellung auf			Einstellung auf			Einstellung auf		
6,0 Liter	10,0 Liter	Höchstleistung geschätzt 12,0 Liter	6,0 Liter	10,0 Liter	Höchstleistung geschätzt 16,5 Liter	6,0 Liter	10,0 Liter	Höchstleistung geschätzt 28,0 Liter	6,0 Liter	10,0 Liter	Höchstleistung geschätzt 18,0 Liter	6,0 Liter	10,0 Liter	Höchstleistung geschätzt 13,0 Liter
Ablesung an der Gasuhr			Ablesung an der Gasuhr			Ablesung an der Gasuhr			Ablesung an der Gasuhr			Ablesung an der Gasuhr		
6,2 Liter	9,1 Liter	10,2 Liter	6,0 Liter	8,4 Liter	12,0 Liter	5,2 Liter	8,8 Liter	14,0 Liter	5,9 Liter	9,1 Liter	13,0 Liter	5,4 Liter	8,0 Liter	9,0 Liter
Druck 90 Atm.			Druck 86 Atm.			Druck 100 Atm.			Druck 96 Atm.			Druck 56 Atm.		
Einstellung auf			Einstellung auf			Einstellung auf			Einstellung auf			Einstellung auf		
6,0 Liter	10,0 Liter	Höchstleistung geschätzt 10,0 Liter	6,0 Liter	10,0 Liter	Höchstleistung geschätzt 14,0 Liter	6,0 Liter	10,0 Liter	Höchstleistung geschätzt 23,0 Liter	6,0 Liter	10,0 Liter	Höchstleistung geschätzt 16,0 Liter	6,0 Liter	nur noch 9,0 L	Höchstleistung 9,0 Liter
Ablesung an der Gasuhr			Ablesung an der Gasuhr			Ablesung an der Gasuhr			Ablesung an der Gasuhr			Ablesung an der Gasuhr		
6,1 Liter	9,3 Liter	9,3 Liter	6,0 Liter	8,8 Liter	10,2 Liter	5,6 Liter	8,9 Liter	12,5 Liter	5,9 Liter	9,1 Liter	12,2 Liter	5,3 Liter	7,9 Liter	7,9 Liter
Druck 25 Atm.			Druck 30 Atm.			Druck 10 Atm.			Druck 40 Atm.			Druck 35 Atm.		
Einstellung auf			Einstellung auf			Einstellung auf			Einstellung auf			Einstellung auf		
6,0 Liter	nur noch 8,0 L.	Höchstleistung 8,0 Liter	6,0 Liter	10,0 Liter	Höchstleistung 10,0 Liter	6,0 Liter	10,0 Liter	Höchstleistung 10,0 Liter	6,0 Liter	10,0 Liter	Höchstleistung geschätzt 13,0 Liter	6,0 Liter	nur noch 9,5 L.	Höchstleistung 9,5 Liter
Ablesung an der Gasuhr			Ablesung an der Gasuhr			Ablesung an der Gasuhr			Ablesung an der Gasuhr			Ablesung an der Gasuhr		
6,0 Liter	7,8 Liter	7,8 Liter	5,7 Liter	8,7 Liter	8,7 Liter	5,7 Liter	9,0 Liter	9,0 Liter	5,7 Liter	9,0 Liter	10,8 Liter	4,8 Liter	6,6 Liter	6,6 Liter

stellung betrugen die durchschnittlichen Abweichungen im Durchlaß: 12 v. H. (also wie in der ersten Reihe), nur das Gerät Nr. 5 hatte eine Abgabe von nur 7,9 Litern.

Bei der Maximaleinstellung betrug die Ausströmung an Sauerstoff durchschnittlich 10,4 Liter (gegenüber 11,7 in der 1. Reihe). Gerät Nr. 3 gab 12,5 Liter als höchste und Nr. 5 nur 7,9 Liter als niedrigste Leistung.

In der 3. Reihe betrug der Druck in den Geräten 10 bis 40 Atmosphären.

Bei 6 Liter Einstellung fiel nur Gerät Nr. 5 erheblich heraus; es lieferte nur 4,8 Liter = 20 v. H. zu wenig, die übrigen waren normal.

Bei 10 Liter Einstellung waren bedeutende Abweichungen; nur die Geräte Nr. 3 und 4 waren noch normal, die übrigen hatten zum Teil große Minderleistung, wie z. B. Nr. 5, das nur 6,6 Liter lieferte. Ähnlich war es bei der Höchsteinstellung; Gerät Nr. 4 schaffte als höchstes: 10,8 Liter, während es in der ersten Reihe bei einem Druck von 143 Atmosphären: 13 Liter lieferte. Das Gerät Nr. 3 hatte bei 131 Atmosphären: 14 Liter, jetzt in der 3. Reihe nur 9 Liter ergeben. Im Durchschnitt ließen die Geräte jetzt nur noch 8,5 Liter durch gegenüber früher: 11,7 Liter.

Demnach reichen die Truppensauerstoffbehandlungsgeräte in dieser Form nicht zur Rettung aus in denjenigen Fällen, in denen, wie bei Kohlenoxydvergiftung, Sauerstoff sehr hoher Konzentration erforderlich ist. Denn hier muß die Maske völlig dicht schließen und die von ihr in der Minute gelieferte Sauerstoffmenge reicht nicht zu, um dem Umfange der Lungenventilation zu genügen. In allen anderen Fällen, z. B. bei Kampfgasvergiftungen, die nicht auf CO-Vergiftung beruhen, läßt sich das Gerät mit Erfolg verwenden. In diesen Fällen nämlich braucht die Maske nicht luftdicht zu schließen; es wird bei der Einatmung neben dem Sauerstoff des Gerätes atmosphärische Luft mit angesogen, wodurch die erforderliche Größe der Lungenventilation gedeckt wird. Dadurch sinkt allerdings die Sauerstoffkonzentration des in die Lungen eintretenden Gasgemenges auf 30 bis 40 v. H., eine Größe, die sich praktisch als ausreichend erwiesen hat.

Es ist daher die Einrichtung des Gerätes dahin abgeändert worden, daß die Minutenleistung bis auf 12 Liter O_2 einstellbar ist und unabhängig vom Druck im Vorratszylinder auf der eingestellten Höhe bleibt.

Zur Erzielung der Einatmung hochprozentigen Sauerstoffs hat es sich als sehr wesentlich ergeben, daß die Maske am Gesicht luftdicht anschließt. Wenn auf festen Schluß der Maske am Gesicht nicht geachtet wird, oder wenn es nicht gelingt, den Maskenrand so zusammenzubiegen, daß er wirklich fest schließt, so dringt bei der Einatmung eine mehr oder weniger erhebliche Menge von atmosphärischer Luft in die Maske ein, und die Sauerstoffkonzentration wird durch die Zumischung dieser atmosphärischen Luft mehr oder weniger stark herabgesetzt. Die Herabsetzung der Sauerstoffkonzentration, die einfach aus diesem Grunde zustande kommen kann, ist unter Umständen so beträchtlich, daß der Nutzen der Sauerstoffeinatmung zweifelhaft wird.

Als Beweis für diese Tatsache diene die Anführung folgender Versuche, an denen sich die Herren Gildemeister und Kohlrausch beteiligten.

9. Oktober 1917. Versuchsperson Sanitätssoldat W., 20 Jahre alt, stud. med. im vierten Semester. Brustumfang 81/91,5 cm.

Die Versuchsperson liegt auf Matratze mit erhöhtem Kopf. In die Metallmaske des Truppensauerstoffbehandlungsgerätes wird ein gebogenes Glasrohr eingeschoben, das mittels Gummischlauchs zu einem evakuierten Quecksilberrezipienten führt.

Bei der Atmung wird die Maske von W. selbst an das Gesicht gedrückt. Druck in der Sauerstoffbombe 160 Atmosphären.

11 Uhr 30 Min. vorm., Beginn des Versuchs: Einatmung von Sauerstoff aus dem Gerät; Zuführung, soviel der Apparat gestattet.

11 Uhr 32 Min. vorm. wird eine Probe der Einatmungsluft der Maske entnommen. 155 Atmosphären sind noch vorhanden.

11 Uhr 45 Min. vorm., 149 Atmosphären Sauerstoff vorhanden.

11 Uhr 48 Min. vorm. wird eine zweite Probe der Einatmungsluft der Maske entnommen. Druck noch 130 Atmosphären.

Der Atmungsbeutel wird stark aufgebläht, zeigt aber nur verhältnismäßig geringe Größenschwankungen bei der Ein- und Ausatmung. Dabei erhält die Versuchsperson eine genügende Luftzufuhr. W. erklärt, daß er vollständig ausreichend Luft bekommen hat.

Die Untersuchung der ersten Maskengasprobe ergab einen Sauerstoffgehalt von 66,69 v. H., die der zweiten einen Sauerstoffgehalt von 29,7 v. H.

Der beträchtliche Unterschied zwischen diesen beiden Werten hängt damit zusammen, daß im zweiten Falle die Maske weniger dicht an das Gesicht angepreßt war, als im ersten Falle. In dem ersten Falle mit 66,7 v. H. Sauerstoffgehalt der Maskenluft war die Maske so dicht angelegt, wie dies für die sachgemäße Benutzung des Gerätes überhaupt in betracht kommen kann. Nach der Bauart der Maske des Truppensauerstoffbehandlungsgerätes ist es dabei nur in Ausnahmefällen möglich, damit reinen Sauerstoff oder auch nur sehr hochkonzentrierte Sauerstoffgemische den Lungen zuzuführen, da ein wirklicher luftdichter Abschluß der Maske, der dazu erforderlich wäre, nur in vereinzelten Fällen vorkommen kann, wohl auch nicht beabsichtigt ist.

An sich würde die Sauerstoffmenge, die dieses Atmungsgerät in der Minute liefern kann, ausreichend sein, um den Luftbedarf in der

Minute zu decken. Bei ganz ruhiger, normaler Atmung werden $4^1/_2$—5—6 Liter Luft den Lungen in der Minute zugeführt. Diese Mengen steigen bei etwas unruhigem Verhalten auf 8—10 Liter. Das Einatmungsgerät gibt nun nominell bis zu 10—12 Liter in der Minute her. In Wirklichkeit wird diese Menge nur im Beginn der Sauerstoffeinatmung erreicht, später wird aber weniger abgegeben. Bei der Höchsteinstellung der Ausströmungsöffnung würde eine nebenhergehende Zufuhr von Luft schon bei halber Entleerung der Bombe erforderlich sein, wenn eben ein luftdichter Verschluß der Maske zustande käme. Dies ist jedoch, wie schon erwähnt, im allgemeinen nicht der Fall.

Wird die Sauerstoffzufuhr aus dem Gerät auf eine geringere Menge eingestellt, oder ist die benutzte Maske in dem jeweils vorliegenden Einzelfall nicht für die Gesichtsbildung des Verunglückten passend, oder wird sie aus irgend welchen Gründen nicht genügend angepreßt, so wird der Luftzutritt von außen noch erheblicher werden, und der Prozentgehalt der in die Lungen eintretenden Luft wird mehr oder weniger weit sinken. Wie weit das mit Leichtigkeit geschehen kann, ergibt sich aus unserem zweiten Beispiel, in dem der Sauerstoffgehalt der eingeatmeten Luft nur **29,7** v. H. betrug.

Die Gefahr, durch zu hohen Sauerstoffgehalt der Einatmungsluft bei Benutzung des Truppensauerstoffbehandlungsgerätes schaden zu können, ist danach äußerst beschränkt. Viel eher ist zu befürchten, daß die Sauerstoffzufuhr aus den eben genannten Gründen geringer ist als, insbesondere bei Benutzung des Gerätes zur Behandlung Kohlenoxydvergifteter, erforderlich ist.

In dem vorstehend mitgeteilten Versuch bestand die Möglichkeit, daß der Sauerstoffgehalt, den wir als den der Maskenluft ansahen, dadurch zu niedrig ausgefallen war, daß bei der Ansaugung der Maskenluft in das evakuierte Sammelgefäß am Rande der nicht vollkommen festsitzenden Maske atmosphärische Luft mit angesaugt und dadurch der Sauerstoffgehalt zu niedrig angegeben wurde. Außerdem liegt die, wenn auch geringe Möglichkeit vor, daß neben dem Glasröhrchen, das in die Maske zur Entnahme der Luft eingeführt wurde, vielleicht etwas Luft mit eintrat.

Die Versuche wurden deshalb derart wiederholt, daß einmal das Vakuum vermieden wurde, und zweitens das Einführen des Röhrchens nicht mehr vorgenommen zu werden brauchte. Zu ersterem Zwecke wurden in den folgenden Versuchen an Stelle der evakuierten Gefäße mit saurem Wasser gefüllte Röhren benutzt, in die auf der Höhe der Einatmung die Atemluft in kleiner Menge langsam angesaugt wurde.

Dabei wurde auch in diesen Versuchen noch ein Röhrchen benutzt, welches am Rande der Maske vorbei in dieselbe hineingeführt wurde.

1. Versuch. Versuchsperson Sanitätssoldat N., stud. med. im zweiten Semester, 18 Jahre alt, Brustumfang 71/79 cm. Hat Maske selbst angedrückt.

Maskenluft während einer langen Einatmung entnommen:

Kohlensäure 1,79 v.H.; Sauerstoff 54,52 v.H.

2. Versuch. Versuchsperson Sanitätssoldat Sp., stud. med. im zweiten Semester, 19 Jahre alt, Brustumfang 83/93 cm. Hat Maske angedrückt.

Entnahme der Maskenluft während einer langen Einatmung ergibt:

Kohlensäure 0,64 v.H.; Sauerstoff 75,57 v.H.

In den folgenden Versuchen war die Maske durch Anfügung zweier röhrenförmiger Stutzen derart verändert worden, daß die Einführung des Röhrchens sich erübrigte. Die Maskenluft wurde durch einen der Stutzen in die Sammelröhren übergesaugt. Die Ergebnisse dieser Versuche sind:

3. Versuch. Versuchsperson Sanitätssoldat G., stud. med. im vierten Semester, 19 Jahre alt, Brustumfang 79/89 cm.

10 Uhr 30 Min. vorm. Die Maske sitzt scheinbar dicht, wird mit der Hand angepreßt, außerdem mit Schnallengurt befestigt.

11 Uhr 11 Min. vorm. Beginn des Versuchs. Sauerstoffdurchlauf in der Minute 12 Liter. 97 Atmosphären in der Bombe.

11 Uhr 18 Min. vorm. 1. tiefe Einatmung mit Anhaltung des Atems zur Probeentnahme.

11 Uhr 19 Min. vorm. 2. tiefe Einatmung mit Anhaltung des Atems zur Probeentnahme.

11 Uhr $19^1/_2$ Min. vorm. 3. tiefe Einatmung mit Anhaltung des Atems zur Probeentnahme.

Noch 70 Atmosphären.

Die während dieser Einatmung entnommene Maskenluft enthält:

Kohlensäure 0,1 v.H.; Sauerstoff 83,60 v.H.

4. Versuch. Versuchsperson Sanitätssoldat W., stud. med. im ersten Semester, 18 Jahre alt, Brustumfang 81/89 cm.

11 Uhr 21 Min. vorm. 9 Liter Durchlauf in der Minute.

Maske wird angedrückt und etwas nach dem Gesicht gebogen. Drei Probeentnahmen auf der Höhe einer tiefen Einatmung.

Die ebenso entnommene Maskenluft enthält:

Kohlensäure 0,0 v.H.; Sauerstoff 91,70 v.H.

5. Versuch. Versuchsperson Sanitätssoldat Sp. (cf. Vers. 2). Versuch wie die vorstehenden ausgeführt.

11 Uhr 25 Min. vorm. Beginn des Versuchs.

11 Uhr 27 Min. vorm. 1. Probe auf der Höhe einer tiefen Einatmung.

11 Uhr 28 Min. vorm. 2. Probe auf der Höhe einer tiefen Einatmung.

11 Uhr $28^1/_2$ Min. vorm. 3. Probe auf der Höhe einer tiefen Einatmung.

Die Einatmungsluft dieser Probe enthält:

Kohlensäure 0,1 v.H.; Sauerstoff 55,10 v.H.

6. Versuch. Versuchsperson Stabsarzt Professor Dr. G. Die Maskenlage wird genau ausgeprobt.

12 Uhr 27 Min. nachm. 9 Liter Sauerstoffdurchlauf. Hier wurde etwa 2 Minuten geatmet. Die Sauerstoffbombe wird erneuert.

8 Liter Sauerstoffdurchlauf.

12 Uhr 48 Min. nachm. Beginn der Atmung.

12 Uhr 50 Min. nachm. 1. tiefe Einatmung. Probeentnahme 1.

12 Uhr 52 Min. nachm. 2. tiefe Einatmung. Probeentnahme 2.

12 Uhr 52½ Min. nachm. 3. tiefe Einatmung. Probeentnahme 3.

Die wie vorher aus der Maske entnommene Einatmungsluft enthält:

Kohlensäure 0,3 v.H.; Sauerstoff 88,8 v.H.

In den Versuchen 3 bis 6 wurde während einer Einatmung nur wenig Gas langsam aus der Maske abgesaugt, um wirklich reine Maskenluft, d. h. aus dem Gerät in die Maske einströmende Luft zu erhalten und nicht Luft aus der Mundhöhle oder aus noch tieferen Partien mit abzusaugen. Daher die Verteilung der Gasprobe über mehrere Atemzüge. Daß der gewünschte Zweck erreicht wurde, ergibt sich aus dem ganz oder fast ganz fehlenden Kohlensäuregehalt der analysierten Probe. —

Ein Vergleich dieser 6 Versuche mit den früher mitgeteilten zeigt, daß der Sauerstoffgehalt der Maskenluft im allgemeinen zwar höher ist als in jenen, daß aber auch hier niedrige Werte vorkommen, bis hinunter zu **54,55** v.H. Der eine von diesen (Nr. 5) wurde bei einer Versuchsperson gewonnen, die in einem zweiten Versuch (Nr. 2) eine Maskenluft mit 75,57 v.H. aufgewiesen hatte, unter Versuchsbedingungen, die sonst die gleichen waren, aber ungünstiger in dem einen Punkte, daß die Gasprobe mittels in die Maske geschobenen Röhrchens entnommen wurde.

Dieses Ergebnis beweist die Notwendigkeit guten Abschlusses des Maskenrandes, da sonst atmosphärische Luft während der Einatmung mit angesaugt wird. Es beweist aber auch, daß dieser Abschluß nicht immer leicht zu erzielen ist, selbst da nicht, wo geübte Helfer und ein sachverständiges Versuchsindividuum das Anlegen und den guten Sitz der Maske kontrollieren.

Die Helfer müssen jedenfalls auf die Herbeiführung festen Abschlusses eingehend hingewiesen werden.

Wie schon erwähnt, ist das Truppensauerstoffbehandlungsgerät in seiner jetzigen Gestalt nicht gut brauchbar zur Behandlung Vergifteter, die nicht mehr selbständig atmen können, denn dann muß neben dem Gerät zugleich künstliche Handatmung ausgeführt werden. Das läßt sich technisch sowohl nach Silvester-Brosch, wie auch, allerdings bequemer, nach Howard durchführen. Aber die Sauerstoffmenge, die das Gerät hergibt, reicht nicht immer aus, um die Luftmengé, die bei künstlicher Handatmung in der Minute ventiliert wird, zu liefern. Infolgedessen muß mitunter neben der Gasmenge aus dem. Sauerstoffgerät atmosphärische Luft miteintreten, wenn es nicht zu einer pathologischen Atmungsform kommen soll.

Dabei ist der Sparbeutel von besonderer Wichtigkeit, da er die Sauerstoffmenge, die während der Ausatmungsphase aus der Bombe austritt, sammelt und für die nächste Einatmung vorrätig hält.

Ein Nachteil des Sparbeutels in seiner jetzigen Gestalt besteht in dem Falle der Anwendung des Truppensauerstoffbehandlungsgerätes zugleich mit künstlicher Handatmung nur darin, daß der Beutel bald leer geatmet wird, und nun Luftmangel (Dyspnoe) eintritt. Man kann daran denken, um sie zu vermeiden, unter Ausschaltung des Sparbeutels und entsprechender Veränderung des Gerätes den Sauerstoff unmittelbar dem Gerät entströmen zu lassen. Jedoch würde dabei nur die halbe Sauerstoffmenge, die dem Gerät entströmt, dem Verunglückten zugute kommen, da die andere Hälfte während der Ausatmungsphase nutzlos verloren ginge. Die von dem Gerät hergegebene Sauerstoffmenge würde also erst recht nicht ausreichen.

Abgeholfen könnte dem dadurch werden, daß das Druckminderungsventil derart geändert würde, daß an Stelle von im Höchstfalle 12 Litern 25 Liter hergegeben würden. Das würde allerdings dazu führen, daß die kleine Sauerstoffbombe des Gerätes in etwa 10 bis 12 Minuten entleert wäre. Dann müßte, falls ein Ersatz zur Stelle ist, die Atmung unterbrochen werden zwecks Einschaltung der zweiten Bombe, worauf wiederum für 12 Minuten Sauerstoff zugeführt werden könnte. Bei Vorhandensein von zwei Ersatzbomben würde also die Atmung 36 Minuten durchgeführt werden können, wobei sie zweimal unterbrochen werden müßte. Auf eine möglichst schnelle Auswechselung der Bombe wäre besonderes Gewicht zu legen, und die damit betrauten Personen müssen darauf eingeübt werden. 36 Minuten Sauerstoffatmung sind, wie sich aus Abschnitt V ergeben wird, eine für schwere Kohlenoxydvergiftungen knapp ausreichende Zeit. Außerdem besteht bei dieser Veränderung des Gerätes die Gefahr, daß auch, wo die Zuführung von 25 Litern nicht notwendig ist, wie in allen Fällen noch bestehender selbständiger Atmung, doch durch die Retter irrtümlicherweise auf 25 Liter eingestellt würde, anstatt auf 8 bis 10 Liter, und daß so eine unnütze Sauerstoffvergeudung stattfände.

Entsprechend den vorstehend mitgeteilten Erwägungen, wurde ein Versuch mit einem abgeänderten Exemplar des Truppensauerstoffbehandlungsgerätes zugleich mit künstlicher Handatmung vorgenommen, wobei das Gerät für die Minute 25 Liter Sauerstoff liefern konnte. Aus dem Spiel des Sparbeutels ergab sich, daß 16—17 Liter ausreichten. Auf diese Gasmenge wurde das Gerät eingestellt. Dabei ließ sich die Sauerstoffatmung bequem mit der Howardschen künstlichen Handatmung verbinden, weniger bequem mit der Silvester-Broschschen. Die Versuchsperson erhielt vollkommen ausreichende Sauerstoffzufuhr. Der Versuch wurde an dem Sanitätssoldaten Sp. vorgenommen.

Zweckmäßig dürfte es sein, den Sparbeutel beizubehalten, aber derart zu vergrößern, daß er in jedem Falle mehr faßt als ein einzelner Atemzug, selbst wenn dieser, wie bei der Silvesterschen Atmung, etwa 1—1,5 Liter ausmacht, und daneben eine Ausflußdüse anzubringen, die sicher 12 Liter Sauerstoff in der Minute hergibt. —

Einige weitere von uns angestellte Versuche haben bestätigt, daß es leicht möglich ist, die künstliche Handatmung auch nach Silvester mit der Zuführung von Sauerstoff durch das Truppensauerstoffbehandlungsgerät zu vereinigen. Der Schlauch, der von der Bombe zu der Maske führt, behindert, wie sich herausstellte, in keinerlei Weise die Bewegungen der künstlichen Handatmung nach Silvester-Brosch, wenn er bei seitwärts gedrehtem Kopf am Boden entlang zu dem gleichfalls auf dem Boden aufgestellten Einatmungsgerät geführt wird. Es dürfte daher am Platze sein, die Handatmung nach Silvester-Brosch auch für dieses Gerät zu benutzen und hierdurch eine größere Vereinheitlichung der Verfahren der künstlichen Handatmung herbeizuführen.

Es ist dabei, wie aus den Protokollen hervorgeht, notwendig, daß die Maske dem Gesicht gut angepaßt wird, was durch einfaches Biegen an dem oberen Teil der Maske bewerkstelligt werden kann. Ferner muß die Gurtschnalle fest angezogen werden, und zwar nicht mit der beweglichen Schnalle, vielmehr mit einer fest klemmenden Hosenträgerschnalle, wodurch es gelingt, daß die Maske nicht erst durch eine weitere Person an das Gesicht angepreßt zu werden braucht.

Endlich erhob sich die Frage, wie es bei Benutzung des Truppensauerstoffbehandlungsgerätes mit der Sicherung der Zunge gegen ein etwaiges Zurücksinken an die Pharynxwand bestellt ist. Es handelt sich um die schon in Abschnitt II behandelte Frage, die in jedem Falle der künstlichen Atmung, und zwar sowohl der mechanischen wie Handatmung, bei bewußtlosen, nicht selbsttätig atmenden Menschen sich aufdrängt, nämlich um die, ob in dem Einzelfall eine künstliche Verlagerung der Zunge nach vorn erforderlich ist, weil die Gefahr bestehen könnte, daß sie nach hinten sinkend die Luftzufuhr abschließt. Die Maßnahmen, die bisher zum Vorziehen der Zunge angegeben wurden, sind bei der Benutzung des Truppensauerstoffbehandlungsgerätes noch weniger brauchbar, als das im allgemeinen der Fall ist, denn das Packen mit einer Zange verbietet sich durch den Raummangel innerhalb der Maske; das Festbinden mittels eines Tuches führt zu einer noch unsichereren Dichtung der Maske am Gesicht, als dies ohnehin schon der Fall ist, und damit zu einer erheblicheren Herabsetzung der Sauerstoffkonzentration der zur Einatmung kommenden Luft. Wir empfehlen deshalb auch bei Anwendung des Truppensauerstoffbehandlungsgerätes derart vorzugehen, daß der Kopf von vornherein scharf nach der Seite gedreht und in dieser Stellung während der ganzen Dauer der Benutzung der Maske gehalten wird.

Der oben erwähnte, von uns abgeänderte, Leydensche Zungenhalter hat in der Maske Platz, behindert aber doch in etwas ihr absolut festes Andrücken.

Besondere Versuche zeigten, daß das Truppensauerstoffbehandlungsgerät bei scharf seitwärts gedrehtem Kopf gut benutzbar ist, und die Ergebnisse nicht schlechter sind, als die bei der gewöhnlichen Kopfhaltung.

Verschiedene Schwierigkeiten, die die Benutzung der Blechmaske des Truppensauerstoffbehandlungsgerätes mit sich bringt, lassen sich vermeiden, wenn man an deren Stelle die sogenannte Kampfgasmaske setzt, bekanntlich eine aus Leder gefertigte Maskenform, die nicht nur Mund und Nase umschließt, sondern so groß ist, daß sie den Gesichtsschädel umfaßt. Seitlich reicht sie bis zu den Ohrmuscheln, unten umgreift sie das Kinn, oben reicht sie etwa bis zur Frontalnaht. Diese Maske kann nun zu einem absolut dichten Abschluß gebracht werden. Ihre Benutzung sichert demnach einerseits die Einatmung von Sauerstoff hoher Konzentration, ferner gestattet ihre Größe, den vorstehend genannten Leydenschen Zungenhalter bequem in ihr unterzubringen in Fällen, in denen seine Anwendung trotz Seitenlagerung des Kopfes sich als erforderlich erweisen sollte.

Daß auch diese Maske eine gleichzeitige Ausführung künstlicher Handatmung in Verbindung mit der Benutzung des Truppensauerstoffbehandlungsgerätes erlaubt, haben besondere Versuche gezeigt, die unter anderen an Stabsarzt Wirth vorgenommen wurden. Auch hierbei ist die Ausführung am bequemsten, wenn der Kopf scharf seitwärts gedreht wird, und der von der Maske ausgehende Schlauch am Boden entlang geführt wird zu dem am Boden befindlichen Sauerstoffgerät.

Daß die Einatmungsbewegung nach Silvester-Brosch hierbei ohne jede Beeinträchtigung erfolgt, ist selbstverständlich, aber auch die Ausatmungsbewegung kann geschehen, ohne daß sie durch den Schlauch behindert wird.

Sonach ist technisch die Frage nach der Anwendung künstlicher Handatmung zugleich mit Einatmung hochprozentigen Sauerstoffs aus den im Heere gebräuchlichen Behandlungsgeräten in zufriedenstellender Weise gelöst.

IV.
Wirkung langdauernder Einatmung hochprozentigen Sauerstoffs.

Durch die Benutzung der Kampfgasmaske in Verbindung mit dem Truppensauerstoffbehandlungsgerät ist der Forderung Genüge geleistet, möglichst hochprozentigen Sauerstoff den Lungen Kohlenoxydvergifteter zuzuführen. Diese Sauerstoffzufuhr, bei der, wie sich herausgestellt hat, bis zu 90 v. H. an reinem Sauerstoff eingeatmet wird, und die nicht selten lange Zeit fortgeführt werden muß, um zum Ziel der Wiederbelebung der Vergifteten zu führen, könnte zu Bedenken Veranlassung geben. Im Hinblick auf manche Angaben in der Literatur ist der Gedanke nicht ohne weiteres von der Hand zu weisen, daß der hochprozentige Sauerstoff längere Zeit eingeatmet, als solcher Vergiftungen hervorrufen könnte.

Man weiß seit den Versuchen von Paul Bert[1]) und später von Haldane und Smith[2]), daß die Einathmung von reinem Sauerstoff unter einem Druck von 3—4 Atmosphären bei Tieren zu Krämpfen, schließlich zum Tode führen kann. Eine Wiederholung dieser Versuche, die neuerdings Bornstein[3]) an Tieren und auch an Menschen vornahm, ergab, daß bei letzteren, beim Menschen, ein Druck von 3 Atmosphären Sauerstoff, d. h. ein Ueberdruck von 2 Atmosphären, dreiviertel Stunden lang ohne Schaden ertragen wurde, daß dagegen ein Aufenthalt von über fünfzig Minuten zu krampfartigen Zuckungen erst in einem, dann im anderen Bein führte. Hunde und Affen konnten einen Sauerstoffdruck von 1,2 Atmosphären mehrere Tage hintereinander oder mehrere Wochen lang täglich 6—8 Stunden ohne Schädigung ertragen. Diesen Ergebnissen gegenüber stehen die Ver-

1) Paul Bert, La pression barométrique. Paris 1879. p. 764.

2) Journ. of physiol. Vol. XXIV. p. 19.

3) A. Bornstein und Stroink, Deutsche med. Wochenschr. 1912. Nr. 32; A. Bornstein, Berl. klin. Wochenschr. 1914. Nr. 20.

suche von David[1]) (vgl. auch Schmiedehausen, Inaug.-Dissert., Halle 1909). Dieser ließ Tiere mehr oder weniger lange Zeit Sauerstoff unter Atmosphärendruck in einer besonders eingerichteten Kammer atmen.

Bei einem Kaninchen, das eine Stunde 90proz. Sauerstoff atmete, fand er Hyperämie der Lungen und geringes Oedem. Bei Meerschweinchen, die 26—28 Stunden 80—90proz. Sauerstoff atmeten, neben Hyperämie Durchfeuchtung des Lungengerüstes, stellenweise Exsudation in die Alveolen und Blutungen in sie, sowie seröse Exsudation in die Bronchien. — Pneumonische Veränderungen zeigten sich, wenn die Meerschweinchen 40—60proz. Sauerstoff 70 Stunden geatmet hatten. Atmeten sie mehrere Tage nacheinander täglich einige Stunden Sauerstoff, so waren bronchitische Prozesse festzustellen.

Auch Mäuse zeigten nach Sauerstoffatmung pneumonische Veränderungen.

Bei diesem Stande der Ergebnisse und bei dem relativ kleinen Versuchsmaterial, an dem David schädliche Wirkungen fand, erschien es notwendig, neue Untersuchungen auf breiterer Grundlage auszuführen. Wir haben bereits 1914 auf Veranlassung des Zentralkomitees für das Rettungswesen in Preußen eine größere Anzahl von Sauerstoffeinatmungen bei Tieren durchgeführt. Diese Versuche sind durch den Kriegsausbruch seinerzeit unterbrochen worden und nicht zur Veröffentlichung gelangt. Wir haben sie jetzt durch neue Versuche ergänzt, so daß wir uns nunmehr auf ein ziemlich großes Material, das sich auf Ratten, Meerschweinchen, Kaninchen und Hunde erstreckt, stützen können.

Bevor wir auf diese Versuche eingehen, scheint es zweckmäßig, eine Zusammenstellung des Sauerstoffgehalts der Einatmungsluft zu geben, den wir bei den in Abschnitt VI zu besprechenden Untersuchungen über die Brauchbarkeit verschiedener Sauerstoffbehandlungsgeräte in den von uns während des Krieges untersuchten Geräten gefunden haben. Diese Zusammenstellung wird zeigen, daß die Annahme, als ob die Benutzung von mit Sauerstoff arbeitenden Geräten wirklich reinen Sauerstoff oder doch an Sauerstoff hochkonzentrierte Gasgemische zur Einatmung gelangen läßt, nicht allgemein zutrifft, daß vielmehr der Sauerstoffgehalt der in die Lungen eintretenden Luft mehr oder weniger weit durch Stickstoffmischung herabgedrückt ist. Wir fanden folgende Werte:

---

1) O. David, Münch. med. Wochenschr. 1911. S. 939; A. Schmidt und O. David, Deutsche med. Wochenschr. 1912. Nr. 36; O. David, Zeitschr. f. klin. Med. Bd. 74. S. 404.

Sauerstoffgehalt der Einatmungsluft bei verschiedenen Sauerstoffgeräten.

Art des Gerätes	Zeit der Untersuchung	Sauerstoffgehalt der in die Lunge tretenden Luft	Bemerkungen
1. Handpulmotor von Draeger	Ende 1916	28—33 v. H.	—
2. Pulmotor v. Draeger			—
a) älterer Konstruktion	Ende 1916	Um 30 v. H. schwankend	
b) neuerer Konstruktion		Um 60 v. H. schwankend	
3. Draegers Spülapparat	März 1916	80,25 v. H. 81,37 „	Die Sauerstoffbestimmung geschah, nachdem eine längere Zeit mit dem Gerät marschiert war.
4. Draegers tragbares Gerät m. Kohlensäureabsorptionspatrone	März 1916	37,85 „	Nach Marsch mit Gerät.
5. Flottenatmer der Hanseatischen Apparatebaugesellschaft Kiel	März 1916	42,97 „ 54,88 „ 56,56 „	Untersuchungen nach längerem Laufen mit dem Gerät.
6. Magirusgerät	März 1916	25,87 „ 36,3 „ 23,89 „ 31,35 „	 Luft zur Analyse aus dem Sack entnommen. Maskenluft.
7. Bratgerät	März 1917	97,32 „	—

Auf Grund der vorstehenden Zusammenstellung läßt eigentlich nur das Bratgerät fast reinen Sauerstoff zur Einatmung gelangen. Der Pulmotor ist erst neuerlich so abgeändert worden, daß er jetzt einen 60 proz. Sauerstoff zur Einatmung kommen läßt, also ein Gasgemisch, das sich auch noch weit von reinem Sauerstoff entfernt. Demnach ist die Gefahr, daß Sauerstoffvergiftung bei Benutzung der gangbaren Geräte vorkommen könnte, fast ausgeschlossen. Eher könnte sie in Betracht kommen bei Benutzung des Truppensauerstoffbehandlungsgerätes, besonders in Verbindung mit der Kampfgasmaske, oder wenn im Felde oder aus sonstigen zwingenden Gründen Sauerstoffeinatmung derart behelfsmäßig benutzt wird, daß man aus einer Bombe reichlich Sauerstoff durch ein Rohr unmittelbar in den Mund leitet.

Sonach war es immerhin wichtig, sich darüber Klarheit zu schaffen, ob die bis jetzt jedenfalls noch nicht sicher festgestellten Gefahren des reinen Sauerstoffs auch an einem größeren Untersuchungsmaterial beobachtet werden können oder ob etwa Unterschiede hinsichtlich verschiedener Tierarten derart ausgesprochen sind, daß man daraus Schlüsse für das Verhalten des Menschen ziehen könnte.

Unsere Versuche von 1914 sind folgende:

Sauerstoffeinatmung.

Versuch 1. 13. 7. Versuchsraum: Das kleine Regnault-Reiset-Gerät des Zuntzschen Laboratoriums. Hinein vormittags 10 Uhr: 2 Kaninchen, 2 Meerschweinchen, 2 Ratten. Ventilation durch 3 Liter 33proz. Kalilauge. Dauernde Sauerstoffdurchleitung unter 8 cm Wasserüberdruck. Alle Tiere sitzen im Heu, daneben Kleie und Hafer als Kaninchen- und Meerschweinchenfutter, Fleisch mit Reis als Rattenfutter. — Hygrometer anfangs auf 85—90 v. H., später (nach einigen Stunden) bis zum Schluß auf 100 v. H. Kastenwände beschlagen sich mit Wasserbläschen. Temperatur am Hygrometer, d. h. also im Kasten 27° C.

14. 7. Vormittags $10^1/_2$ Uhr: Hygrometer 100 v. H.; Temperatur im Kasten 30 v. H. (Hohe Außentemperatur.)

15. 7. Vormittags $12^1/_4$ Uhr. Temperatur im Kasten 26° C. Kasten geöffnet. Die beiden Ratten atmen dyspnoisch, langsam mit angestrengter Exspiration.

Nach Hineinlegen von Heu und Kohl Kasten wieder geschlossen; er war nur etwa 5 Minuten offen.

Vor dem Öffnen Entnahme einer Kastenluftprobe. Sie enthält in zwei Bestimmungen: Kohlensäure: 1,495 v. H. bzw. 1,509 v. H.; Sauerstoff: 95,007 v. H. 94,991 v. H.; Stickstoff: 3,498 v. H. bzw. 3,500 v. H.

16. 7. Kasten geöffnet: heraus 3 Tiere, die in der Nacht vom 15. zum 16. 7. gestorben waren: die beiden Ratten (Tier 1 und 2) und ein (schwarzes) Meerschweinchen (Tier 3). Neues Grünfutter hinein. Vor dem Öffnen bestand die Kastenluft aus: Kohlensäure: 0,871 v. H.; Sauerstoff: 94,426 v. H.; Stickstoff: 4,703 v. H. Temperatur im Kasten war 24° C.

17. 7. In der Nacht zum 17. 7. stirbt ein (schwarzes) Kaninchen (Tier 4); es befindet sich in starker Starre beim Öffnen des Kastens. — Es leben noch 2 Tiere, bei denen die Körpertemperatur abnorm niedrig ist: die des Kaninchens (Tier 5) in ano = 38°; die des weissen Meerschweinchens (Tier 6) = 37°; beide Tiere fühlen sich kühl an, Fell nicht feucht. Beide werden in der Charité getötet.

Versuch 2. 17. 7. Mittags 12 Uhr: Regnault-Reiset-Apparat. — Hinein 2 ganz junge Hunde. Hygrometer: 100 v. H.; Temperatur im Kasten: 23° C.

18. 7. Temperatur im Kasten: 18° C; Hygrometer: 100 v. H. Beide Hündchen benehmen sich normal; liegen, setzen sich auf, laufen.

20. 7. Erster Hund (Tier 7) eben gestorben; Hund 2 (Tier 8) schwach. Fell vollkommen naß, Körpertemperatur in ano = 36,5° C. Wird herausgenommen, erholt sich.

Versuch 3. 17. 7. Versuchsraum ein Glastkasten mit Drahtboden, unter dem, nach der Mitte zu sich senkend, sich der Glasboden befindet. Der Metalldeckel trägt ein Gaszuflußrohr, das bis zum Boden reicht, und ein Abflußrohr, das dicht am Deckel endet. Es wird Luft durchgedrückt, die zuvor durch feuchte Gasuhr und Hygrometer ging.

Hinein 2 Kaninchen, 2 Meerschweinchen (Tiere 9, 10, 11, 12) und 2 Ratten (Tier 13, 14).

Hygrometer stellt sich auf 100 v. H.; Temperatur im Kasten 25° C, Durchlauf 12 Liter Luft in der Minute.

18. 7. Hygrometer 92 v. H.; Temperatur im Kasten 25°. Vom Kastendeckel tropft Wasser. — Meerschweinchen und ebenso Kaninchen anscheinend normal. Ratten sitzen still in der Ecke.

20. 7. Ein Kaninchen und die Meerschweinchen sind normal mobil, nicht naß; ein Kaninchen schlapp; Ratte (klein) mobil. (Tier 13); Ratte 2 (grosse) traurig. — Temperatur 25° im Kasten; Hygrometer 92 v. H. — Kaninchen 9 Temperatur in ano = 39,7°.

Versuch 4. 20. 7. Apparat wie Versuch 3. Jedoch wird die Gasuhr fortgelassen. Es wird aus Bombe reiner Sauerstoff unmittelbar in den Kasten eingeleitet, die aus ihm tretende Luft geht durch ein Hygrometer. Im Kasten die gleichen Tiere wie in Versuch 3. Unter den Drahtboden kommen Natronkalkstückchen.

21. 7. Tiere anscheinend normal. Wasserdampfsättigung: 84 v. H., Kohlensäuregehalt der Kastenluft: 1,4 v. H.

22. 7. 11 Uhr: Hygrometer 68 v. H. — Tiere herausgenommen; Meerschweinchen trocken und warm; Kaninchen feucht und kühl; Ratten trocken, mobil. Kasten gesäubert. Unter den Drahtboden kommen neue Natronkalkstückchen. — Es werden 3 Liter Sauerstoff in der Minute durchgeleitet.

23. 7. Kastentemperatur mittags: 26,7°. Hygrometer 65 v. H. — Die Kastenluft enthält: Kohlensäure: 1,026 v. H., Sauerstoff: 92,05 v. H., Stickstoff: 6,924 v. H. Das bereits schlapp in den Versuch eingetretene Kaninchen 9 wird tot aufgefunden; eine (weiße) Ratte (Tier 13) stark dyspnoisch, sitzt mit gesenktem Kopf da, wird getötet.

24. 7. Mittags: Hygrometer: 64 v. H., Temperatur im Kasten: 24,6° C. Das Kaninchen 10 atmet etwas dyspnoisch. Nachmittags 2 Uhr 40 Min.: Kaninchen mobil, doch stärkere Nasenatmung als normal; Ratte sitzt ruhig. Meerschweinchen (Tier 11), das vormittags ruhig war, hat jetzt Zeichen hochgradigster Dyspnoe; Maulaufsperren bei jeder Einatmung; Kopf in den Nacken gelegt. Schwanken mit Hinterkörper beim Laufen (Parese). 4 Uhr 20 Min. wird es tot aufgefunden. Zweites Meerschweinchen (Tier 12) wird getötet durch Nackenschlag; Kaninchen (Tier 10) ebenso. Seine Körpertemperatur zuvor: 38,7°. Zweite Ratte ebenso getötet (Tier 14).

Versuch 5. 25. 7. Glaskasten wie in Versuch 4. Luft durch trockene Gasuhr und Hygrometer hindurchgedrückt. Hinein zwei Kaninchen und zwei Meerschweinchen. (Natronkalk unter dem Drahtboden.) Hygrometer 72 v. H., 1/2 Stunde nach Beginn; Temperatur im Hygrometer: 23,2° (im Kasten etwa 25° C).

Hindurch gehen in der Minute 15 Liter Luft. (Tiere 15—18.)

27. 7. Die Ventilationsgröße war gesunken. Hygrometer mittags 100 v. H. Natronkalk zum Teil zerflossen. Temperatur im Kasten: 21,5°. Tiere: Kaninchen ganz mobil, Meerschweinchen vielleicht etwas ruhiger als normal. Kasten geöffnet. Natronkalk erneuert. Ventilation 14 Liter.

28. 7. 14 Liter Ventilation; Hygrometer 100 v. H.; Temperatur im Kasten: 20,0° C. 12 1/2 Uhr: Tiere mobil. Luftprobe: Kohlensäure = 0,51 v. H.

29. 7. Hygrometer 100 v. H.; Kastentemperatur 19,3°. Alle Tiere mobil. Ventilation: 12 Liter. — Tiere getötet bei Prof. Westenhöfer in der Charité.

Die vorstehend zusammengestellten Versuche enthalten 3 mit Sauerstoffatmung und 2 Kontrollversuche mit Luftatmung, die genau wie die mit Sauerstoff angestellt waren. Die Versuche mit Luftatmung dauerten 3 Tage (Versuch 3) bzw. 4 Tage (Versuch 5). Hier blieben alle 10 Tiere am Leben und zeigten in ihrem Verhalten kaum Abweichungen von der Norm. Anders in den 3 Sauerstoffversuchen. Von den verwendeten 14 Tieren starben während des Aufenthaltes in der Sauerstoffatmosphäre sieben, also die Hälfte. Dazu kamen andere, die offensichtlich krank waren. So in Versuch 4 eine Ratte mit starker Dyspnoe; in demselben Versuch ein Kaninchen mit verstärkter Atmung. Bei 3 Tieren wurde eine abnorm niedrige Körpertemperatur festgestellt, nämlich bei einem Kaninchen und einem Meerschweinchen in Versuch 1 (38° bzw. 37°) und bei einem Hunde in Versuch 2 (36,5°). Letzterer hatte ein feuchtes Fell, erstere aber waren beide trocken.

Es ergibt sich somit, daß die Sauerstoffatmung entschiedene Gefahren in sich barg, sowohl für Kaninchen, wie Meerschweinchen, Ratten, junge Hunde, daß aber die Widerstandsfähigkeit gegen die Schädlichkeit individuell sehr verschieden war.

Daß die Tierart eine ausschlaggebende Rolle spielt, kann auf Grund des vorstehenden Materials nicht behauptet werden, denn von den 4 Ratten starben zwei im Laufe des dritten Tages (vgl. Versuch 1); eine war am vierten Tage schwer krank, eine bot keine deutlichen Krankheitszeichen (vgl. Versuch 4). Von den 4 Meerschweinchen starb eines in Versuch 1 am dritten Tage; in Versuch 5 war eines am fünften Tage in einer Verfassung, die den baldigen Tod voraussehen ließ, und starb nach einigen Stunden. Zwei Tiere überlebten. Von den 4 Kaninchen starben zwei im Laufe des dritten Tages (Versuch 1 und 4). Eins davon war allerdings im Beginne des Versuches bereits schwach. Von den beiden jungen Hunden starb der eine am Beginn des vierten Tages, der zweite war schwach und hatte stark herabgesetzte Körpertemperatur (vgl. Versuch 2). Die beiden Hunde hatten infolge der Uebersättigung des Kastens mit Wasserdampf ein feuchtes Fell, auch war die Kastentemperatur für die jungen Tiere etwas niedrig, so daß dieser Versuch nicht als rein bezeichnet werden kann.

Immerhin spricht nichts für einen ins Gewicht fallenden Einfluß der Tierart. Deutlich aber treten die Unterschiede der individuellen Empfindlichkeit hervor. Diese sind nicht von dem Entwickelungszustande der Tiere, d. h. von ihrem Körpergewicht abhängig, da von gleichschweren Tieren der gleichen Art das eine zugrunde ging, das zweite überlebte oder bei ungleichem Gewicht das schwerere erlag, das leichtere die Sauerstoffatmung überstand. So wogen die zugrunde gegangenen Ratten in Versuch 1 265 g und 195 g. In Versuch 4 wurde die „große" Ratte im Zustande hochgradiger Dyspnoe getötet; die „kleine" zeigte wenig abnormes Verhalten. Von den

Meerschweinchen des Versuches 1 wog das im Versuch gestorbene 320 g, das überlebende 280 g. Im Versuch 4 starb eins von 320 g, es überlebte eins von 252 g. Von den Kaninchen wog in Versuch 1 das eingehende 800 g, das überlebende 820 g. In Versuch 4 wog das allerdings schwache Tier, das einging, 1215 g, das gesundbleibende 800 g.

Die folgenden Versuche sind **1917** ausgeführt, ebenso wie die früheren, im tierphysiologischen Laboratorium der Landwirtschaftlichen Hochschule. Gleichfalls wie 1914 wurden die Organe der gestorbenen oder am Versuchsschluß getöteten Tiere in Formalin gelegt und dem Armeepathologen Herrn Professor Westenhöfer übergeben, der die Lungen weiter zur mikroskopischen Untersuchung bearbeitete und das mikroskopische Verhalten feststellte. Die folgenden anatomischen Befunde sind nach seinen eigenen Aufzeichnungen wiedergegeben.

Versuche über Sauerstoffvergiftung 1917.

Versuch 6. 19. 5. Ein Dackelhund, etwa $2^1/_2$ Jahre alt, Gewicht etwa 4,5 kg, wird in einen Glaskasten von 87 Liter Inhalt gebracht, der durch Gummischlauch und Gasrohr mit einer Sauerstoffbombe in Verbindung gesetzt wird. Die Bombe hat 40 Liter Inhalt. Druck 170 Atmosphären. Beginn des Versuches 11 Uhr 45 Min. vorm.

Durchleitung von Sauerstoff: Ausströmung 10 Liter in der Minute. Zwei Minuten lang, dann 5 Liter Ausströmung für fünf Minuten. Für weitere fünf Minuten 10 Liter hindurchgeleitet, dann wieder 5 Liter. Durchleitung ab 11 Uhr 57 Min.

Von 12 Uhr 3 Min. nachm. dauernd 6 Liter durchgeleitet, d. i. pro Stunde 360 Liter (in 7 Stunden = 2520 Liter).

Versuch dauert 8 Stunden. Hund hat dann 24 Atemzüge in der Minute, befindet sich wohl, Atemgeräusch vesikulär. An einzelnen Stellen undeutliches, trockenes Rasseln. Am nächsten Morgen noch etwas trockenes Rasseln zu hören, ebenso noch am folgenden Tage. Hund dauernd munter. Zeigt starke Freßlust. Die Kastenluft war am Schluß zusammengesetzt aus:

0,722 v. H. Kohlensäure, **9,79** v. H. Stickstoff, **89,49** v. H. Sauerstoff.

Versuch 7. 23. 5. Beginn 11 Uhr 9 Min. vorm. Sauerstoffbombe 100 Atmosphären; zunächst 10 Liter hindurch. Versuch mit 4 Ratten; 2 Ratten im November 1916 geboren, die beiden anderen sind kleine albinotische Ratten, etwa 3 Monate alt. Die 4 Ratten im Gesamtgewicht von 345 g werden zusammen in den Glaskasten gesetzt. Die älteren Tiere sind zusammen 150 g schwer, die beiden jüngeren zusammen 75 g. Nach fünf Minuten Einstellung des Ventils auf 6 Liter Durchlauf. Die Ratten atmen Sauerstoff bis 10 Uhr nachmittags, also etwa **11** Stunden, dann ist die Bombe erschöpft; sie bleiben nachts ohne Sauerstoff.

24. 5., 9 Uhr vorm., neue Sauerstoffzufuhr aus neuer Bombe mit 150 Atmosphärendruck, 6 Liter Durchlauf. Die Sauerstoffdurchleitung bis 25. Mai, 10 Uhr 30 Min. vorm., das sind $25^1/_2$ Stunden. Die Kastenluft enthält jetzt **96,45** v. H. Sauerstoff. Die Ratten leben noch am 25. Mai, 7 Uhr vorm. Um 9 Uhr vorm. wird die eine kleine albinotische Ratte tot gefunden.

10 Uhr 30 Min. Die zweite albinotische Ratte sitzt traurig da; die drei lebenden Ratten werden durch Nackenschlag getötet. Die totgefundene Ratte wiegt 39 g, die zweite albinotische Ratte 38 g. Gewicht der einen größeren Ratte 82 g, der zweiten größeren 117 g. Die getöteten Ratten werden seziert:

1. Die 117 g-Ratte: Beide Lungen anscheinend normal, lufthaltig, schwimmend.

2. Die Lunge der 82 g-Ratte ist weniger lufthaltig als die der 117 g-Ratte, blutüberfüllt. Die unteren Partien nicht deutlich lufthaltig. Lunge taucht fast gänzlich in der Formalinlösung unter.

3. Bei der 38 g-Ratte sind manche Teile des Oberlappens der rechten Seite der Lunge luftleer, dunkelrot gefärbt. Einzelne Partien des Randes des rechten Unterlappens gleichfalls luftleer, dunkelrot gefärbt. Lunge schwimmt wenig auf dem Wasser, taucht unter bis auf die Basis.

Die Brustorgane der Tiere werden in Formollösung 50 auf 450 Aqua eingelegt.

4. Die Lunge der gestorbenen 39 g-Ratte zeigt nur am rechten Oberlappen eine anscheinend pneumonisch infiltrierte Stelle. Von diesem Tier werden neben den Brustorganen auch die Baucheingeweide mit herausgenommen und in Formollösung gelegt.

Mikroskopischer Befund.

Ratte 1; 117 g. „Lunge: Die Alveolen der lufthaltigen Teile stark ausgedehnt, zum Teil mit Schwund der Zwischenwände und dadurch das ausgesprochene Bild des alveolären atrophischen Emphysems darstellend.

Im scharfen Gegensatz zu diesen emphysematösen blutleeren Abschnitten stehen andere, in denen ein deutlicher Kollaps der Alveolen mit starker Blutfüllung der Kapillaren vorhanden ist. An einigen umschriebenen Stellen, besonders stark in der Umgebung größerer Bronchien, befindet sich eine starke Blutfüllung des die Bronchien und Arterien begleitenden Bindegewebes. Sowohl in Lungenvenen wie in Lungenarterien befindet sich reichlich Blut. An manchen Stellen, und zwar unmittelbar angrenzend an emphysematös erweiterte Alveolen ist das ganze Lungengewebe so mit Blut durchsetzt, daß die Struktur der Lunge völlig verschwunden ist und ein wirres, unregelmäßiges Durcheinander von Blut und Zellhaufen ohne jegliche alveoläre Anordnung zu sehen ist, als ob hier eine Zertrümmerung oder Zerreißung des ganzen Lungengewebes stattgefunden hätte.

Dabei ist die Pleura an diesen wie auch an allen übrigen Stellen gänzlich unversehrt und unverändert. In den großen Bronchien ist reichlich frisches Blut.

In anderen Schnitten befinden sich sowohl in der Lichtung wie in der Umgebung der Bronchien reichliche Eiterkörperchen. Die Kapillaren zwischen den kollabierten und mit Blut gefüllten Alveolen sind strotzend mit gelappt kernigen Leukozyten gefüllt, die Alveolenepithelien deutlich gequollen, zum Teil losgelöst.

Wieder an anderen Stellen sieht man geronnene Flüssigkeit in den Alveolen. Die Leukozyten im Bronchialinhalt liegen zum Teil innerhalb eines grobfädigen Gerinnsels. An einigen Stellen ist das Epithel in den Bronchien verloren gegangen und an seiner Stelle sitzt ein mit feinen Fasern durchsetzter Leukozytenpfropf an der Wand. Die bronchopulmonalen und pulmonalen Lymphknötchen sind verhältnismäßig groß, doch ohne besondere Veränderung. In einigen Lymphknötchen sieht man teils schwarz, teils bräunlich pigmentierte Zellen. In manchen Alveolen überwiegt die Erscheinung der abgestoßenen, gequollenen, runden, einkernigen Alveolarepithelien, zwischen denen nur spärlich Leukozyten liegen“.

Diagnose.

„Ausgedehnte Blutungen ins Lungengewebe. Frische, katarrhalisch-eitrige Bronchitis und Bronchopneumonie. Kollaps, hauptsächlich des hämorrhagisch-entzündlichen Teils und alveoläres Emphysem“.

Ratte 2; 82 g. „Ungemein starke Erweiterung der Alveolen in großen Abschnitten der Lunge, zum Teil mit Schwund der Zwischenwände, und im scharfen Gegensatz hierzu ausgesprochener Kollaps anderer Stellen mit starker Blutfüllung der Kapillaren, die zum Teil knopfförmig in die schmale Lichtung vorspringen. In einigen normal großen Alveolen frische rote Blutkörperchen.

In anderen Schnitten sieht man in den strotzend gefüllten Kapillaren der Alveolenwände auch reichlich Leukozyten, so daß die Wände zellig infiltriert erscheinen. Die periarteriellen Lymphgefäße sind weit und mit einer fein geronnenen Masse gefüllt, in der oft auch zahlreiche Leukozyten enthalten sind. In vielen Alveolen, auch in den emphysematös erweiterten, sieht man eine feine geronnene Flüssigkeit. In manchen Alveolen liegen schwarzes Pigment enthaltende Zellen, desgleichen in den zahlreich vorhandenen pulmonalen Lymphknötchen. In einigen wenigen Alveolen sieht man auch vereinzelte Leukozyten in der Lichtung.

Diagnose.

Blutungen ins Lungengewebe. Beginnende katarrhalisch eitrige Bronchitis und Bronchopneumonie. Ausgedehnter Kollaps und Emphysem“.

Ratte 3; 39 g. „Neben ausgesprochenem Emphysem findet sich außerdem Kollaps. Längs der großen Bronchien und in ihrer Umgebung zieht sich weithin ein blut- und leukozytenreiches Exsudat. In den Bronchien befinden sich in einem feinfädigen Gerinnsel zahlreiche Leukozyten, besonders stark in den größeren und größten Bronchien, in manchen reichlich mit Blut gemischt.

Während die kollabierten Alveolen der Hauptsache nach frei von Exsudat sind, befindet sich in normal großen Alveolen ein reichliches Exsudat, das teils ganz aus Leukozyten, teils aus Leukozyten mit abgestoßenen Epithelien vermischt besteht. In den Lymphknötchen reichliche Pigmentzellen. Emphysematös erweiterte und spaltförmig kollabierte Alveolen liegen oft dicht neben- und durcheinander.

Diagnose.

Blutungen ins Lungengewebe. Alveoläre und interstitielle eitrige Pneumonie. Ausgesprochener Kollaps und Emphysem“.

Ratte 4; 28 g. „Großer Blutreichtum der ganzen Lunge, selbst der emphysematös erweiterten Teile. Hauptsächlich in den zentralen Abschnitten, von den größeren Gefäßen aus, erstreckt sich stellenweise eine erhebliche Zellenvermehrung auf die Alveolenwände fort, um nach den Pleuren zu allmählich abzunehmen. Die Zellen bestehen zum größten Teil aus Leukozyten, aber auch aus großen kernigen Zellen. Hier und da befinden sich in den Alveolen dieser Gegend auch einige Leukozyten und abgestoßene, gequollene Epithelien mit einigen roten Blutkörperchen. Die periarteriellen Lymphgefässe sind weit und mit einer fein geronnenen Flüssigkeit gefüllt, in der sowohl Leukozyten wie auch große einkernige Zellen liegen.

Diagnose.

Starke Hyperämie der Lunge, zentrale interstitielle und beginnende alveoläre Pneumonie. Kollaps und Emphysem“.

Versuch 8. 1. 6.: Dackelhund wie beim Versuch vom 19. 5. Es wird eine Sauerstoffbombe mit 165 Atmosphärendruck eingefügt.

11 Uhr 27 Min. vorm. wird der Hund in den Glaskasten gesetzt. Durchlauf zuerst 10 Liter in der Minute.

11 Uhr 37 Min. vorm. Sauerstoffzustrom vermindert auf 8 Liter in der Minute. Druck jetzt 160 Atmosphären.

8 Uhr 40 Min. nachm. 50 Atmosphärendruck.

Durchlaufsventil steht auf 7 Liter. Es wird die Bombe mit einer neugefüllten ausgewechselt. 162 Atmosphären, zunächst für 3 Minuten 10 Liter, dann 6 Liter.

2. 6.: Die zweite Sauerstoffbombe hat sich vollkommen entleert, d. h. es sind $161 \times 40 = 6440$ Liter Sauerstoff in 10 Stunden durch den Kasten gegangen. Der Hund hat im ganzen 18 Stunden geatmet.

Hund nachher vollkommen munter und lebhaft. Temperatur im After unternormal, 37.5°. Auf der Lunge nichts Abnormes zu hören. (Bestätigung durch Oberveterinär Klein.)

Versuch 9. 14. 6.: Versuchstier der bei den früheren Versuchen benutzte Dackelhund.

Beginn: 12 Uhr 45 Min. nachm. 160 Atmosphärendruck bei 6 Litern Durchlauf in der Minute.

8 Uhr 55 Min. nachm. 90 Atmosphärendruck bei 5 Litern Durchlauf in der Minute.

Neue Bombe angeschlossen. 160 Atmosphärendruck bei $5^1/_2$ Litern Durchlauf in der Minute.

15. 6.: 10 Uhr 30 Min. bis 10 Uhr 45 Min. vorm. wird der Hund zur Fütterung aus dem Kasten genommen, das Tier frißt das Futter gierig, befindet sich wohl. Bombe enthält 8 Uhr 15 Min. nachm. noch 30 Atmosphärendruck bei $5^1/_2$ Litern in der Minute. Neue Bombe vorgelegt. 160 Atmosphärendruck.

16. 6.: früh. 40 Atmosphärendruck bei $5^1/_2$ Litern Durchlauf in der Minute. Schluß des Versuchs 11 Uhr vorm. 30 Atmosphärendruck bei $5^1/_2$ Litern Durchlauf in der Minute. Hund wird herausgenommen, nachdem aus dem Kasten eine Luftprobe zur Analyse entnommen ist. Er hat $46^1/_2$ Stunden in der Sauerstoffatmosphäre zugebracht. Der Hund stöhnt, speichelt, hat linksseitig Konjunktivitis. Über dem Unterlappen der rechten Lunge ist deutliches Rasselgeräusch hörbar. Über der linken Seite nicht. Das Tier ist offensichtlich schwer krank. Temperatur im Mastdarm 37,2°. Der Hund wird durch Chloroformeinspritzung ins Herz getötet.

Nach der Sektion zeigt sich die rechte Lunge wenig, nur am Rande noch lufthaltig, fühlt sich verdichtet an. Der Unterlappen ist auf dem Durchschnitt wenig lufthaltig, fühlt sich fest an. Beim Druck entleert sich schaumige (ödematöse) Flüssigkeit von der Schnittfläche der Lunge. Der Magen des Hundes ist vollkommen mit nicht deutlich angedauten Rübenschnitzeln gefüllt, die 24 Stunden zuvor von dem Hunde gefressen worden waren. Die Leber zeigt braungelbliche Färbung.

Es werden die Lungen, Teile der Leber und die eine Niere zur weiteren Untersuchung genommen und in Formollösung 50 : 450 Aqua in Watte eingelegt.

Die Kastenluft enthält zum Schluß 0,465 v.H. Kohlensäure und 97,238 v.H. Sauerstoff.

Mikroskopischer Befund.

„Lungen: blutreich, stellenweise ausgesprochenes alveoläres Emphysem, an anderen Stellen spaltförmige Alveolen. In einigen Alveolen und Bronchien sieht man noch Reste einer zum Teil mit einigen Leukozyten und abgestoßenen Epithelien gemischten, geronnenen Flüssigkeit. Keine Blutungen, keine Entzündungen, Bronchien leer.

Leber und Nieren normal (abgesehen von starker Fettinfiltration der Henleschen Schleifen).

Diagnose.

Lungenödem. Emphysem und Kollaps (Untersuchung an sechs verschiedenen Stellen beider Lungen). Geringe aber deutliche Anthrakose".

Versuch 10. 21. 6.: 2 Meerschweinchen von mittlerer Größe (400 bis 500 g Gewicht). Tiere in den Kasten gebracht, wie bei den vorhergehenden Versuchen.

Beginn des Versuches 11 Uhr $3^1/_2$ Min. vorm. Durchlauf 5 Liter 80 Atmosphärendruck.

7 Uhr nachm. 30 Atmosphärendruck. Alte Flasche.

7 Uhr 3 Min. nachm. Neue O_2-Bombe. Durchlauf 5 Liter, 160 Atmosphärendruck.

22. 6.: 9 Uhr vorm. 60 Atmosphärendruck.

10 Uhr vorm. 53 Atmosphärendruck.

3 Uhr nachm. 40 Atmosphärendruck.

4 Uhr nachm. 18 Atmosphärendruck.

4 Uhr 5 Min. nachm. Bombe abgenommen.

4 Uhr 7 Min. nachm. Neue Bombe bei 160 Atmosphärendruck angeschlossen. Durchlauf 5 Liter.

23. 6.: 10 Uhr 28 Min. vorm. Durchlauf 5 Liter bei 39 Atmosphärendruck.

Das größere der beiden Meerschweinchen macht, nachdem es aus dem Kasten herausgenommen ist, einen schlappen, schwerfälligen Eindruck. Es macht beim Laufen ungeschickte Bewegungen mit dem Hinterkörper. Auch beim anderen Tier sind die Bewegungen eigentümlich langsam.

10 Uhr 32 Min. vorm. wird das kleinere Tier durch Durchschneidung des Halses getötet. Bei der Sektion erwiesen sich die Lungen anscheinend normal.

10 Uhr 48 Min. vorm. Tötung des größeren Tieres ebenso. Bei der Sektion zeigt sich, daß die Lunge dieses Tieres an mehreren Lappen rechts und links luftleere, sich derb anfühlende Stellen hat. Dieses Tier machte einen kränkeren Eindruck als das kleinere.

Von beiden Tieren werden die Lungen, von dem größeren außer den Lungen zugleich auch ein Stück Leber und ein Stück Niere mit in Formalin verpackt. Die Leber ist anscheinend in beginnender Verfettung.

Mikroskopischer Befund.

Größeres Meerschweinchen. „Lunge: Stellenweise ausgesprochen emphysematös, ziemlich blutreich, besonders in Gestalt von einzelnen Herden, daselbst auch hier und da in den Alveolen rote Blutkörperchen. Auch in der Lichtung von Bronchien sind rote Blutkörperchen zu sehen in einer geronnenen, einige Leukozyten und Bronchialepithelien enthaltenden Masse. In manchen Alveolen eine feine, gleichmäßig geronnene Masse. Im übrigen keinerlei Entzündungserscheinungen.

Leber: Ungemein reichliche Fettinfiltration, sonst o. V.

Nieren: Mit Fettinfiltration, sonst völlig normal.

Diagnose.

Punktförmige Blutungen, Emphysem und Oedem in beiden Lungen. Fettinfiltration der Leber und Nieren".

Kleines Meerschweinchen. „Lunge: Stellenweise Emphysem, Hyperämie der Lungen. Starker Leukozytenreichtum, sowohl in den Kapillaren wie in den großen Gefäßen, so daß an den umschriebenen Stellen, wo die Alveolen kollabiert sind, der Eindruck einer Leukozyteninfiltration des Gewebes hervorgerufen wird.

In einigen Alveolen liegt auch Blut in der Lichtung mit Leukozyten untermischt, in manchen Bronchien befindet sich eine geronnene Masse von abgestoßenen Epithelien und roten Blutkörperchen. Auch an Stellen, an denen die Alveolen normal groß sind, ist häufig das Gerüst deutlich verbreitert, der Hauptsache nach durch leukozytäre Infiltration.

Diagnose.

Multiple Hyperämie und Hämorrhagie. Beginnende interstitielle Pneumonie. Niere ohne Veränderungen".

Versuch 11. 26. 6.: wird 11 Uhr 38 Min. vorm. ein neuer Versuch mit einem etwa 6—8 Monate alten Hunde von 8,2 kg Gewicht begonnen. 165 Atmosphärendruck bei 5 Litern Durchlauf.

1 Uhr nachm. 160 Atmosphärendruck bei 5 Litern Durchlauf.

6 Uhr nachm. 110 Atmosphärendruck.

11 Uhr 5 Min. nachm. 60 Atmosphärendruck. Bombe gewechselt.

11 Uhr 8 Min. nachm. 190 Atmosphärendruck bei 5 Litern Durchlauf. Neu angeschlossene Bombe.

27. 6.: 8 Uhr 30 Min. nachm. 100 Atmosphärendruck bei 5 Litern Durchlauf.

10 Uhr 5 Min. nachm. 80 Atmosphärendruck.

10 Uhr 44 Min. nachm. 70 Atmosphärendruck. Hund herausgenommen. Ist zwar anscheinend ganz wohlauf, will aber dargebotenes Futter nicht fressen und Wasser nicht saufen; heult viel (wohl weil er angebunden ist?) und läßt mehrfach Urin und einmal festen Kot. Hund wird wieder in den Kasten eingesetzt.

11 Uhr 9 Min. vorm. 70 Atmosphärendruck bei 6 Litern Durchlauf.

2 Uhr 35 Min. nachm. 35 Atmosphärendruck.

3 Uhr 40 Min. nachm. 25 Atmosphärendruck.

3 Uhr 43 Min. nachm. 18 Atmosphärendruck.

4 Uhr 44 Min. nachm. 60 Atmosphärendruck bei 6 Litern Durchlauf. Neue Bombe angeschlossen.

6 Uhr 47 Min. nachm. 40 Atmosphärendruck.

8 Uhr 30 Min. nachm. 28 Atmosphärendruck.

10 Uhr nachm. 10 Atmosphärendruck. Alte Bombe abgenommen.

10 Uhr 4 Min. nachm. Neue Bombe angesetzt.

Die Bombe (170 Atmosphärendruck bei 6 Litern Durchlauf) ist undicht, wird wieder abgeschraubt und nach vielen Versuchen, sie abzudichten, was nicht gelang, zurückgestellt. Andere Bombe.

10 Uhr 10 Min. nachm. 165 Atmosphärendruck bei 6 Litern Durchlauf.

28. 6.: 8 Uhr 25 Min. vorm. 75 Atmosphärendruck.

9 Uhr 57 Min. vorm. 60 Atmosphärendruck.

11 Uhr 46 Min. vorm. 6 Liter Durchlauf.

Hund aus dem Kasten herausgenommen. Hund läßt viel Harn und stöhnt, obwohl er äußerlich ganz wohl erscheint. Bei der Untersuchung ist über beiden Lungen unbestimmtes Atemgeräusch zu hören. Der Hund wird durch Einspritzung von Chloroform ins Herz getötet. Im Bindehautsack ist Schleim vorhanden. Bei der Sektion fühlten sich der rechte Unterlappen vollkommen, der linke Unterlappen fast vollkommen, beide Oberlappen nur stellenweise fest an. Die Leber ist auf dem Durchschnitt an der Rinde etwas fettig. Lungen und Herz, ein Stück der Leber und die linke Niere werden in 10 prozentiger Formollösung und Watte verpackt und dem Hauptsanitätsdepot zur Weitersendung nach Warschau übermittelt.

Mikroskopischer Befund.

„Nahezu sämtliche Alveolen der Lunge strotzend gefüllt mit einer gleichmäßig geronnenen Flüssigkeit, in der in zahlreichen Alveolen reichlich rote Blutkörperchen eingeschlossen sind. Dieselbe Flüssigkeit befindet sich auch in den Bronchien, sie ist gänzlich frei von Leukozyten oder Fibrin. Das Lungengerüst zeigt keinerlei Veränderung, abgesehen von einem ausgesprochenen atrophischen Emphysem der vorderen Ränder.

In den Markstrahlen der Niere geringe Fettinfiltration.

In der Leber, abgesehen von einem kleinen Leukozytenherd an einem Pfortaderästchen, keine Veränderung.

Diagnose.

Ausgedehntes, hämorrhagisches Ödem beider Lungen. Randemphysem, Hyperämie der Leber und Nieren, geringe Fettinfiltration der letzteren".

Auch in diesen neuen Versuchen haben wir Ratten, Meerschweinchen und Hunde benutzt. Die Dauer der Sauerstoffatmung ist kürzer gewesen als in den früheren Versuchen.

Die Ergebnisse sind folgende: Ein erwachsener Dackelhund zeigte nach 8 Stunden Sauerstoffatmung äußerlich keinerlei Erscheinungen, die auf eine Erkrankung deuteten. Bei der Auskultation fand sich jedoch am Tage der Sauerstoffatmung und noch die beiden folgenden Tage trockenes Rasseln über den Lungen. In einem 14 Tage später folgenden Versuch von 18 Stunden ergab sich nichts Abnormes über den Lungen, und das Verhalten des Tieres war gut. Seine Körpertemperatur war allerdings unternormal, nur 37,5° im After. In einem nach weiteren 14 Tagen angestellten Versuch atmete der Hund $46^1/_2$ Stunden Sauerstoff. Hiernach erschien das Tier, wie das Protokoll zeigt, krank (Stöhnen) und die Sektion ergab ein Ödem der Lungenbläschen.

Ein zweiter erwachsener Hund, der $46^3/_4$ Stunden Sauerstoff atmete, ließ durch lautes Stöhnen erkennen, daß er krank sei. Es fand sich ausgedehntes hämorrhagisches Ödem.

Die beiden Meerschweinchen blieben 47 Stunden in der Sauerstoffatmosphäre. Beide machten einen sehr schwachen, hinfälligen Eindruck. Beide zeigten eine Affektion der Lungen, das „größere", das schwerer krank erschien, hatte hochgradigere Veränderungen als das „kleinere" (vergl. Protokoll S. 39). Ersteres Emphysem, Blutungen, Ödem der Lunge, letzteres Hyperämie der Lunge, Blutungen, beginnende interstitielle Pneumonie.

Endlich die Ratten. Sie atmen Sauerstoff, zuerst 13 Stunden, dann nach einstündiger Unterbrechung nochmals $25^1/_2$ Stunden. Von ihnen stirbt die eine, nachdem sie 13 Stunden und dann noch etwa 23 Stunden Sauerstoff geatmet hatte. Eine zweite macht zum Schluß einen kranken Eindruck. Alle Ratten zeigen bei der Sektion das Vorhandensein von Blutungen in das Lungengewebe und eitrige Bronchitis und Pneumonie. —

Ein Vergleich mit den Versuchen aus 1914 ergibt, daß, wie dort, so auch hier alle untersuchten Tierarten, Ratten, Meerschweinchen, Hunde, sich gegen längere Sauerstoffeinatmung empfindlich erwiesen. Eine Einatmung von 36 Stunden wirkte nur auf eine Ratte tödlich, eine zweite war krank geworden. Ebenso waren die benutzten Meerschweinchen und Hunde, die 46—47 Stunden in der Sauerstoffatmosphäre sich aufgehalten hatten, krank geworden. Das war schon äußerlich erkennbar, die Sektion deckte eine Erkrankung der Lungen auf. Dabei scheinen allerdings die Ratten empfindlicher zu sein, da sie schwerere Veränderungen aufwiesen als die größeren Tiere.

Auf Grund der mikroskopischen Befunde muß das Urteil lauten:

„Sämtlichen untersuchten Fällen gemeinsam ist die Erscheinung einer starken Blähung bis zum vollendeten alveolären Emphysem der vorderen Ränder und mehrfache Kollapse an den hinteren, zum Teil sogar an den inneren Abschnitten der Lungen mitten zwischen den erweiterten Lungenbläschen.

Gemeinsam ist ferner allen Fällen der ausgesprochene große Blutreichtum und das Auftreten größerer und kleinerer Blutungen in den Lungenbläschen.

Bei den größeren Tieren, Hund und Meerschweinchen, tritt außerdem noch mit wechselnder Stärke und Ausdehnung, am vollendesten und ausgeprägtesten an Hund 2, ein Ödem der Alveolen auf, teils mit, teils ohne Blutungen. Während bei den größeren Tieren entzündliche Erscheinungen in den Lungen fehlen und nur bei dem kleineren Meerschweinchen 2 vielleicht ein entzündlicher Vorgang im Interstitium in der Entwicklung begriffen ist, zeigen die 4 kleinsten Versuchstiere, nämlich die Ratten, sämtlich mehr oder weniger stark ausgesprochene entzündliche Veränderungen sowohl des Lungengerüstes wie der Alveolen und Bronchien. In einem Falle liegt sogar eine Art oberflächlichen Epithelverlustes mit Leukozytenauswanderung, also ein Geschwür eines Bronchus, vor.

Es kann daher mit einem Vorbehalt in Rücksicht auf die nur geringe Zahl der vorgenommenen Untersuchungen vielleicht der Satz aufgestellt werden, daß die länger dauernde Sauerstoffeinatmung bei kleinen Tieren zirkulationsstörend und unmittelbar entzündungserregend, vielleicht sogar ätzend auf die Schleimhäute zu wirken imstande ist, während bei größeren Tieren die atmungs- und zirkulationsstörende Wirkung im Vordergrunde steht, ohne daß es zu einer Entzündung kommt. Bei der Leber und den Nieren konnten krankhafte Veränderungen nicht festgestellt werden".

Tatsache ist jedenfalls, daß schon während einer zweitägigen Einatmung von Sauerstoff sich krankhafte Vorgänge in den Lungen ausbilden, die bei einzelnen Tieren zum Tode führen können, bei anderen deutliche Erkrankungen bewirken.

Ein Aufenthalt von 3 Tagen in annähernd reinem Sauerstoff führte bei 50 v. H. der Versuchstiere zum Tode.

Demgegenüber hat ein Aufenthalt von 18 Stunden bei einem unserer Versuchshunde zu keinerlei Erscheinungen geführt. Ob das wahrgenommene trockene Rasseln nach 8stündigem Aufenthalt, was in einem früheren Versuche wahrgenommen wurde, von der Sauerstoffatmung abhängig war, muß zweifelhaft erscheinen.

Bei der Bedeutung, welche die vorstehend mitgeteilten Versuche durch die Übertragung ihrer Ergebnisse auf den Menschen haben, schien es zweckmäßig, noch zwei Versuche an Hunden mit so kurzer Versuchsdauer vorzunehmen, daß der Tod der Tiere nicht erfolgte, aber die Lungen auch dieser Tiere einer mikroskopischen Untersuchung zu unterziehen, um festzustellen, ob etwa die krankhaften, wenn auch nicht zu Tode führenden Veränderungen zustande gekommen sind.

Versuche über die Wirkung einer Sauerstoffatmung von 8 bis 10 Stunden Dauer auf die Lunge von Hunden.

9. Oktober 1917.

1. Männlicher Hund von 9,400 kg Gewicht wird in den Atmungskasten gesetzt um 10 Uhr 50 Min. vorm. Sauerstoffdurchleitung aus Bombe, in der 170 Atmosphären Druck herrschen. Durchlauf 5 Liter in der Minute.

10 Uhr 52 Min. vorm. 165 Atmosphären bei 5 Litern Durchlauf.

10 Uhr 56 Min. vorm. 160 Atmosphären bei 6 Litern Durchlauf.

Das Zimmer wurde durch zwei Gasbrenner geheizt, weil es für den Aufenthalt des Tieres sonst zu kalt war.

7 Uhr 9 Min. nachm. 92 Atmosphären bei 6 Litern Durchlauf.

7 Uhr 55 Min. nachm. Auskultation ergibt weiches Atmungsgeräusch, kein Rasseln. Das Tier wird durch Einspritzung von Chloroform ins Herz getötet. Körpertemperatur zuvor 38,75°, im After gemessen.

Bei der Sektion werden beide Lungen, das Herz, rechte Niere und ein Stück der Milz herausgenommen, in 10 proz. Formollösung aufbewahrt und zur Untersuchung fortgesandt.

Die Untersuchung geschah durch Professor Westenhöfer.

„Beide Lungen sind mikroskopisch im allgemeinen lufthaltig. Die vorderen Ränder teilweise deutlich gebläht, die hinteren Abschnitte, insbesondere die Unterlappen, dunkelblaurot mit vermindertem Luftgehalt, z. T. luftleer, stellenweise dunkelbraunrote Stellen von fester derber Konsistenz. Bei zahlreichen Schnitten durch verschiedene Stellen der Lungen zeigt sich in den hinteren unteren Abschnitten ein allmählicher Übergang der lufthaltigen Abschnitte in luftleere unter gleichzeitigem Übergang der normalen grauroten Farbe in dunkelbraunrot. Über den gleichmäßig dunkelroten Abschnitten zeigt die Pleura feine Fältelung, ein Beweis, daß das Lungenvolumen hier vermindert ist, trotzdem offenkundig Blutungen im Lungengewebe stattgefunden haben. Auf anderen Schnitten sieht man auch weiter nach vorn im Lungengewebe zerstreut vereinzelte braunrote hirse- bis linsengroße Herde mitten im lufthaltigen Gewebe. In mehreren Bronchien stecken Blutpfröpfe. Ödem der Lungen ist nirgends festzustellen.

Mikroskopisch entspricht diesem Befunde:

1. ein geringer Grad von alveolärem Emphysem an den vorderen Rändern,

2. allgemeiner Blutreichtum der Lungen, wobei der Blutreichtum der Kapillaren besonders in der Umgebung der großen Gefäße und Bronchien in die Augen springt. Hier und da sieht man auch in einigen Alveolen und Bronchien vereinzelte rote Blutkörperchen,

3. das Vorhandensein von herdförmigen Blutungen in den Alveolen und

4. an den hintersten und untersten Abschnitten der Lungen ein geringer Kollaps und reichlicher Blutaustritt in die Alveolen und Ausstopfung der Bronchien mit roten Blutkörperchen. Indessen ist die Veränderung durchaus nicht so gleichmäßig, wie sie makroskopisch erscheint, sie setzt sich vielmehr auch hier aus einzelnen größeren und kleineren Herden zusammen, zwischen denen immer noch lufthaltige, zum Teil emphysematös erweiterte Alveolen liegen. Irgend eine Entzündung ist weder an den Alveolen, noch an den Bronchien auf zahlreichen Schnitten sichtbar.

Die Niere ist blutreich und zeigt ganz geringe, herdweise Fettinfiltration einschliesslich der Nierenkörperchen.

Die Milz ist auffallend groß, enorm blutreich. Im mikroskopischen Präparat stellt sie gewissermaßen ein großes Blutmeer dar, in dem die derben Milzbalken wie Inseln liegen. Milzknötchen sind nur spärlich vertreten. Erst bei stärkerer Vergrößerung sieht man die feinen kavernösen Milzvenenwände deutlich. Von Pulpasträngen ist überhaupt nichts zu sehen, sondern die Pulpazellen liegen vereinzelt zwischen den Blutmassen. An zahlreichen Stellen sieht man dunkelbraun glänzendes scholliges Blutpigment frei liegen“.

10. Oktober 1917.

2. Männlicher Hund, Gewicht 8,600 kg.

9 Uhr 10 Min. vorm. wird der Hund in den Kasten gesetzt, durch den Sauerstoff durchgeleitet wird. Druck in der Sauerstoffbombe 92 Atmosphären.

12 Uhr 30 Min. nachm. wird die Bombe, in der der Druck auf 60 Atmosphären gefallen ist, durch eine neue ersetzt. Dauer dieser Handleistung 1 Minute. Druck in der neuen Bombe 170 Atmosphären.

7 Uhr nachm. 112 Atmosphären.

7 Uhr 15 Min. nachm. Auskultation: Ganz schwaches Atemgeräusch, das durch den Herzschlag übertönt wird. Der Herzschlag ist unregelmäßig, aussetzend, wie häufig bei Hunden. Temperatur im Mastdarm 38,7°.

Der Hund wird durch Einspritzung von Chloroform ins Herz getötet. Das Tier war fast sofort betäubt und stirbt in 1—1½ Minuten.

Die Untersuchung geschah gleichfalls durch Professor Westenhöfer.

Makroskopisch zeigen beide Lungen im hinteren Abschnitt und an den hinteren Rändern zahlreiche, teils einzelne, teils konfluierende, mäßig feste, luftleere, dunkelbraunrote Herde, von denen die einzelnen Herde auf Durchschnitt der Größe einer kleinen Erbse entsprechen. Im übrigen sind die Lungen lufthaltig und an den vorderen Rändern, aber auch sonst an manchen Stellen, deutlich emphysematös gebläht.

Mikroskopisch entsprechen die dunkelroten luftleeren Stellen ebenso vielen Herden ausgesprochener Blutungen in den Alveolen; auch in den Luftröhrenästchen befindet sich reichlich Blut. In einigen sieht man auch wenige gelapptkernige Leukozyten. In einigen der Herde befinden sich nicht nur rote Blutkörperchen, sondern auch eine homogene geronnene, durch Blutfarbstoff rötlich gefärbte Flüssigkeit (rotes Ödem), im übrigen sind die Lungen lufthaltig, frei von Entzündung und frei von Ödem.

Niere mäßig blutreich mit geringer Fettinfiltration der Rinde.

Die Leber ist sehr blutreich. Kapillaren sind weit, auch Pfortaderäste strotzend mit Blut gefüllt. Es besteht geringe peripherische Fettinfiltration. Auch in zahlreichen Gallengängen sind die Epithelien reichlich mit Fett infiltriert; dabei zeigt die Sudanfärbung beim Gallengangsepithel ein erheblich leuchtenderes Rot, auch sind die gefärbten Tröpfchen größer und glänzender, als bei den Leberzellen.

Die Milz ist blutreich, ihre Balken sehr dick. In einigen der sehr zahlreichen Lymphknoten deutliche Bildung von Keimzentren. In den Pulpasträngen liegt reichlich scholliges, braunes Blutpigment, und außerdem sieht man zahlreiche große Zellen mit homogenem Protoplasma und teils großen einfachen, teils großen gelappten, teils mehrfachen Kernen. Diese Zellen entsprechen ihrem Aussehen nach den Knochenmarkszellen, teils den Myelozyten, teils den Megakaryozyten. Alle diese Erscheinungen haben wohl ebenso wenig wie die enorme Vergrößerung der Milz bei Hund 1 etwas mit der Sauerstoffeinatmung zu tun.

Das Ergebnis dieser beiden letzten Versuche schließt sich mithin in natürlicher Weise den ersten Versuchen an und ergänzt sie. Ganz besonders ist hervorzuheben, daß bei beiden Tieren trotz der immerhin langen Sauerstoffeinatmung kein Lungenödem, wie es bei noch längerer Dauer der Atmung in den früheren Versuchen fast regelmäßig beobachtet wurde, auftrat. Auch die Blutungen sind nur gering und beschränken sich beinahe ausschließlich auf die hinteren unteren Abschnitte der Lungen.

Die Schlußfolgerung, zu der man darnach kommen muß, ist, daß eine auch nur zwei Tage lange Atmung annähernd reinen Sauerstoffs bei Tieren keine gleichgültige Maßnahme ist, vielmehr die Gefahr des Eintretens einer Lungenerkrankung mit sich bringt.

Ob der Mensch, ebenso wie vielleicht auch größere Säugetiere, sich widerstandsfähiger verhält, ist unbekannt und experimentell natürlich nicht zu entscheiden, immerhin wird Vorsicht geboten sein, um nicht durch zu lange fortgesetzte Sauerstoffatmung zu schaden. Unbedenklich dürfte eine nur wenige Stunden, bis vielleicht 8—10 Stunden, fortgesetzte Atmung reinen oder annähernd reinen Sauerstoffs sein, wie er bei Benutzung des Truppensauerstoffbehandlungsgerätes insbesondere in Verbindung mit der Kampfgasmaske den Lungen zugeführt wird. Dagegen wird man sich erinnern, daß die gebräuchlichen sogenannten Sauerstoffgeräte — mit Ausnahme des Bratgerätes — gar keinen reinen Sauerstoff zur Einatmung kommen lassen, vielmehr Gasgemische, die vereinzelt etwa 80 v.H., meist nur 30—50 v.H. Sauerstoff enthalten. Diese dürften auch bei sehr langer Einatmung unschädlich sein.

Der im Heere und auch zu diesen Versuchen verwendete 99,2 proz. Sauerstoff war nicht ozonhaltig, wie besondere Versuche von Professor von der Heide ergaben.

V.

Sauerstoffzufuhr bei Kohlenoxydvergiftung.

Bei mit Kohlenoxyd vergifteten Menschen hat die Verwendung des Sauerstoffs eine doppelte Aufgabe zu erfüllen; sie erhöht sofort, entsprechend dem Absorptionskoeffizienten des Sauerstoffs in der Blutflüssigkeit, die der Gewebsversorgung zur Verfügung stehende Menge dieses Gases um 1,5 Volumenprozent. Außerdem aber fördert sie die Abspaltung des Kohlenoxyds vom Hämoglobin, da der Anteil der an das Hämoglobin gebundenen Gase umsomehr Sauerstoff enthält, je höher die Spannung dieses Gases im Verhältnis zu der des Kohlenoxyds ist. Hierfür möchten wir aus einer Arbeit von Loewy und Zuntz in Michaelis' Handbuch der Sauerstofftherapie, Berlin 1916, Hirschwald, S. 53, folgende Zahlen anführen:

„Bei einem Gehalt der Alveolenluft von **16** v.H. Sauerstoff, entsprechend der Norm, führt das Hämoglobin noch **51** v.H. des normalen Sauerstoffgehalts, wenn die Lungenluft **0,1** v.H. Kohlenoxyd enthält. Bei Erhöhung der Sauerstofftension in den Lungenalveolen auf **90** v.H., wie sie durch Sauerstoffatmung möglich ist, wächst dieser Anteil auf **85,4** v.H. Zusammen mit den mehr absorbierten 1,5 Volumenprozenten haben wir eine reiche Versorgung der Gewebe mit Sauerstoff. Das ist auch bei einem Kohlenoxydgehalt von **0,5** v.H. der Fall. Hier betrug der Anteil des Sauerstoff führenden Hämoglobins **17,2** v.H. bei **16** v.H. O_2 in den Alveolen und steigt bei **90** v.H. in ihnen auf **53,95** v.H., reicht also immer noch für die meisten Gewebe des Körpers aus. Das gilt auch annähernd noch für **1** v.H. Kohlenoxyd, bei welchem Gehalt der Sauerstoffgehalt des Hämoglobins, bei **16** v.H. Tension“ auf **9,4** v.H. sinkt, also ganz ungenügend ist, während er bei **90** v.H. Sauerstoffgehalt der Atemluft immer noch **36,9** v.H. beträgt, also zusammen mit dem physikalisch absorbierten Sauerstoff annähernd den Bedarf der Gewebe deckt.“ Begünstigt wird die ausreichende Versorgung der Gewebe dadurch, daß die künstliche Handatmung nach Silvester derart die Herztätigkeit unterstützt, daß der Kreislauf sicher beschleunigt wird.

Nach diesen Betrachtungen scheint es sehr wahrscheinlich, daß die künstliche Atmung mit sauerstoffreicher Luft schon in wenigen Minuten den Körper so weit von Kohlenoxyd befreit, daß die weitere Atmung unbedenklich in reiner Luft erfolgen kann. Dieser Angabe widerspricht scheinbar die praktische Erfahrung, daß bei Kohlenoxydvergiftung lange Zeit vergeht, ehe wieder selbsttätige Atmung einsetzt. Das erklärt sich aber aus der vorangegangenen Erstickung des Zentralnervensystems, die auch bei ausreichender Sauerstoffzufuhr nur sehr langsam repariert wird. Hieraus ergibt sich, daß nach kurzer Sauerstoffatmung künstliche Handatmung in frischer Luft genügen müßte, um den Menschen zu retten.

Um die Richtigkeit dieser Ableitungen zu prüfen, wurden folgende Versuche ausgeführt:

1. An Tieren. Wir ließen durch eine Trachealfistel Kohlenoxyd bis zur Bewußtlosigkeit, zum Atemstillstand und Fehlen der Reflexe atmen. In diesem Moment wird eine arterielle Blutprobe entnommen und auf ihren Gehalt an Kohlenoxyd untersucht. Dann beginnt sofort künstliche Atmung mit Sauerstoff in derselben Weise, wie sie für den Menschen geplant ist. Nachdem dieselbe 2—3— 5 Minuten gedauert hat, wird abermals eine Blutprobe entnommen und auf Kohlenoxyd analysiert. Dasselbe wird nach weiteren 2—5 Minuten wiederholt und dann wird beobachtet, ob das Tier bereits selbsttätig atmet. Ist dies nicht der Fall, so wird die künstliche Sauerstoffzufuhr fortgesetzt unter weiteren Blutentnahmen und Kohlenoxydbestimmungen in diesen, bis spontane Atmung einsetzt. Dann wird eine letzte Blutprobe entnommen.

In einigen Versuchen wurden zugleich Durchschnittsproben der Exspirationsluft aufgesammelt und auch in ihnen der Kohlenoxydgehalt ermittelt.

2. An Menschen wurden ähnliche Versuche ausgeführt, in denen aber nur unschädliche Mengen Kohlenoxyd, d. h. für einen normalen, nicht anämischen Menschen rund 200 ccm Kohlenoxyd zugeführt werden. Da hierunter das Bewußtsein nicht leidet, ist künstliche

Handatmung nicht nötig; es genügt durch Maske oder Mundstück hinterher Sauerstoff atmen zu lassen und dabei unter Ablesung der Gasuhr, durch welche die Ausatmung erfolgt, die Atemmechanik so zu regulieren, daß 12—15 Liter in der Minute (wie bei der künstlichen Handatmung) ventiliert werden.

Von Zeit zu Zeit wird eine Venenkanüle in eine Armvene eingeführt und aus dieser Blut zur Feststellung des Kohlenoxydgehaltes entnommen. Die erste nach erfolgter Kohlenoxydatmung, eine zweite 5 Minuten nach begonnener Sauerstoffeinatmung, eventuell nach weiteren

Abbildung 7.

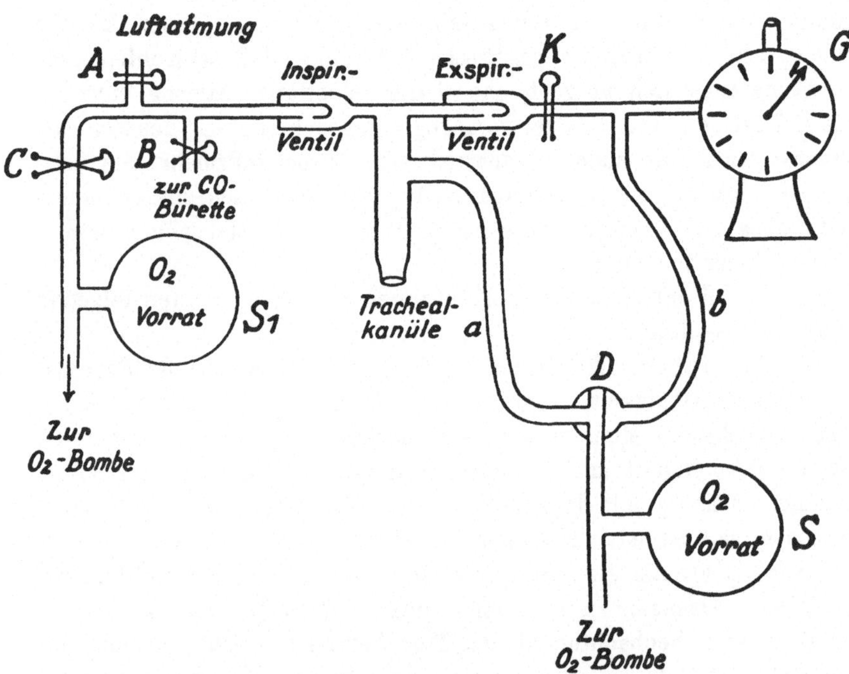

5 Minuten eine dritte. Auch in den Versuchen am Menschen wurden Durchschnittsproben der Exspirationsluft gesammelt und auf ihren Kohlenoxydgehalt untersucht.

Im einzelnen gestalteten sich die Versuche folgendermaßen:

Den Hunden wurde luftdicht eine Trachealkanüle eingesetzt, die, wie aus der beistehenden Zeichnung hervorgeht (vgl. Abb. 7), zu einem In- und Exspirationsventil führte. Die Tiere atmeten zunächst bei Abschluß der Klemme *C* aus einem Stutzen *A* atmosphärische Luft ein und durch die Gasuhr aus. Dann wurde die Klemme am Stutzen *B* geöffnet und Kohlenoxyd aus einer kalibrierten Bürette der Inspirationsluft beigemischt.

Sobald die Atmung stillstand und die Reflexe, namentlich der Kornealreflex, erloschen waren, wurden die Klemmen bei *A* und *B* geschlossen, ebenso die Klemme *K*, und die künstliche Atmung begann.

Zu dem Zweck wurde der vorher mit Sauerstoff gefüllte und dauernd mit einem schwachen Sauerstoffstrom gespeiste Sack *S* komprimiert und durch den Drei-Weghahn *D* der Sauerstoff in die Lungen gedrückt. Bei genügender Füllung der Lungen wurde die Kompression unterbrochen, der Drei-Weghahn umgestellt, so daß die Lungen auf dem Wege *a—b* mit der Gasuhr in Verbindung gesetzt wurden, und durch Druck auf den Brustkorb die Ausatmung ausgeführt. Ihr Umfang wurde an der Gasuhr gemessen, und zugleich durch die an der Zeichnung nicht sichtbare Zuntz-Geppertsche Anordnung eine Durchschnittsprobe der Ausatmungsluft entnommen. Nach Schluß der Ausatmung wurde der Drei-Weghahn *D* auf die alte Stellung gebracht und eine neue Einatmung durch Kompression des Sackes *S* begonnen, der eine neue Ausatmung folgte.

So wurde die künstliche Sauerstoffatmung so lange fortgesetzt, bis selbsttätige Atmung begann, bei der dann entweder atmosphärische Luft durch Stutzen *A* oder Sauerstoff aus Sack S_1 eingeatmet wurde, nach Abschluß von Hahn *D* und Öffnung der Klemme *K*.

In den Versuchen am Menschen war die Anordnung etwas abweichend. Die Atmung geschah mittels Mundstück bei zugeklemmter Nase. Hinter dem Mundstück befand sich ein Drei-Weghahn, der zunächst so eingestellt wurde, daß er zu einer Draegerschen Kalipatrone und von dort ohne Einschaltung eines Ventiles zu der Einrichtung führte, die auf der Abbildung links dargestellt ist. Zunächst wurde atmosphärische Luft durch *A* geatmet, dann, unter Öffnung von *B* und *C* und Schließung von *A*, Luft aus dem Sack S_1, der sich von *B* aus Kohlenoxyd beimischte. Nachdem die nötige Kohlenoxydmenge eingeatmet war, wurde noch eine kurze Zeit weiter geatmet und nun die erste Blutprobe aus der Vena mediana entnommen. Sodann wurde der Drei-Weghahn umgestellt. Er kommunizierte nun mit einem Ventilapparat. Die Inspiration geschah aus einem mit Sauerstoff gefüllten Sack, der aus einer Sauerstoffbombe weiter mit Sauerstoff gefüllt wurde, die Exspiration in eine Gasuhr, an der sich die Einrichtung zur Sammlung der Ausatmungsdurchschnittsprobe befand. Nach bestimmter Zeit wurde eine zweite Blutprobe entnommen. —

Eine Blutportion wurde in jedem Versuche mit Kohlenoxyd gesättigt und deren Kohlenoxydgehalt bestimmt, um berechnen zu können, bis zu welchem Grade der Kohlenoxydsättigung des Blutes die Kohlenoxydeinatmung geführt hatte. Die Kohlenoxydbestimmung geschah durch Verbrennung in einem von Zuntz modifizierten Pettersonschen Gerät.

Protokolle (gekürzt!).

Versuch 1. 21. 12. 1917. Hund von 5 kg Gewicht. Nachdem eine Zeitlang an der Gasuhr normal geatmet war, wird CO ab 11 Uhr 42 Min. zugeleitet.

	Gasuhrstand	Atemgröße	
11 Uhr 42 Min.	3 596 900		
11 „ 43 „	3 598 500	1 600 ccm	
11 „ 44 „	3 600 300	1 800 „	Angestrengte Atmung.
11 „ 45 „	2 900	2 600 „	„ „
11 „ 46 „	6 700	3 800 „	„ „
11 „ 47 „	7 600	900 „	Atmung flacher.
11 „ 48 „	8 900	1 300 „	„ „
11 „ 49 „	3 610 300	1 400 „	„ steht still.

Künstliche Atmung. Atmung beginnt wieder spontan. Neue CO-Einleitung.

11 Uhr 57 Min.	3 618 900		
11 „ 58 „	20 900	2 000 „	Atmung sehr angestrengt.
11 „ 59 „	2 300	1 400 „	
12 „ 00 „	—	2 400 „	„ flacher.
12 „ 01 „	3 624 700		„ steht still.
12 „ 02 „	Erste Blutentnahme aus der Art. femoralis.		
12 „ 03 „	Künstliche Sauerstoffatmung.		
12 „ 03 „	3 624 900		
12 „ 04 „	7 100	2 200 „	
12 „ 05 „	8 500	1 400 „	
12 „ 05 „	Zweite Blutprobe. Einzelne sehr flache u. seltene spontane Atemzüge.		
12 „ 08 „	Neue künstliche Sauerstoffatmung.		
12 „ 08 „	3 629 500		
12 „ 09 „	31 600	2 100 „	
12 „ 10 „	34 900	3 300 „	
12 „ 10 „	Dritte Blutprobe. Ab 12 Uhr $11^1/_4$ Min. wiederum künstliche Atmung.		
12 „ 12 „	3 635 900		
12 „ 13 „	9 900	4 000 „	
12 „ 14 „	43 200	3 300 „	12 Uhr 14 Min.: vierte Blutprobe.

Hund macht selbständige Atemzüge, wird unruhig. Ab 12 Uhr $19^1/_2$ Min. neue O_2-Atmung.

12 Uhr 20 Min.	3 646 500		
12 „ 21 „	8 700	2 200 „	
12 „ 22 „	52 200	3 500 „	fünfte Blutprobe entnommen.

CO-Gehalt des Blutes bei voller Sättigung:	12,87 Vol.-Proz.		
„ „ „ in Probe 1	9,84	„	= 76,4 v. H. d. Sättig.
„ „ „ „ „ 2	8,40	„	= 65,3 „ „ „
„ „ „ „ „ 3	6,84	„	= 53,1 „ „ „
„ „ „ „ „ 4	4,32	„	= 33,6 „ „ „
„ „ „ „ „ 5	4,68	„	= 36,3 „ „ „

Die CO-Menge des Blutes nimmt ab von

Probe 1 zu 2 bei 3,6 Litern Ventilation um 1,4 Vol.-Proz.,
„ 2 „ 3 „ 5,4 „ „ „ 1,6 „
„ 3 „ 4 „ 8,3 „ „ „ 2,52 „
„ 4 „ 5 „ 5,7 „ „ „ 2,16 „

Abnahme von Probe 1 zu Probe 4 bei 18 Litern Ventilation unter Zugrundelegung von 400 ccm Blut = 400 × 9,84 = 39,36 ccm minus 400 × 4,32 = 17,82 ccm. Das sind 22,08 ccm CO-Abgabe, d. h. pro Liter **1,23** ccm.

Versuch 3. 5. 1. 1918. Hund von 5 kg.

Blutprobe mit CO gesättigt enthält 18,78 Vol.-Proz. CO.

Blutprobe nach CO-Atmung enthält 15,36 Vol.-Proz. CO = 81,8 v.H. d. Sättigung.

Blutprobe nach O_2-Atmung von 4,7 Litern enthält 12,96 Vol.-Proz. CO = 69,0 v. H. der Sättigung.

Blutprobe nach der 2. O_2-Atmung von im ganzen 14,1 Litern enthält 10,08 Vol.-Proz. CO = 53,1 v. H. d. Sättigung.

Blutprobe nach der 3. O_2-Atmung von im ganzen 21,5 Litern enthält 7,74 Vol.-Proz. CO = 41,15 v. H. d. Sättigung.

Abgegeben bei 21,5 Litern O_2-Atmung 15,36 minus 7,74 = 7,62 Vol.-Proz. Bei 400 ccm Blut = 400 × 7,62 = **30,48 ccm CO**, d. h. **1,4** ccm pro Liter Sauerstoff.

Versuch 6. 26. 1. 1918. Junger Hund von 2,86 kg. In diesem Versuch wird die künstliche Atmung von Beginn des Atemstillstandes bis zum Schluß ohne Unterbrechung durchgeführt. Normalatmung 7 Minuten lang mit 600 ccm-Minutenventilation im Mittel, dann Kohlenoxydatmung; nach 8 Minuten Atemstillstand.

Blut mit CO gesättigt enthält 19,5 Vol.-Proz. CO.

Blut nach CO-Atmung enthält 18,66 Vol.-Proz. CO.

Blut nach der 1. O_2-Einatmung von 9,3 Litern in 3 Min. enthält noch 10,56 Vol.-Proz. CO. Exspirationsgas: 0,361 v. H. CO.

Blut nach der 2. O_2-Einatmung von in Summa 25,8 Litern in 7 Min. enthält noch 6,90 Vol.-Proz. CO. Exspirationsgas: 0,101 v. H. CO.

Blut nach der 3. Sauerstoffeinatmung von in Summa 38,6 Litern in 11 Min. enthält noch 3,84 Vol.-Proz. CO. Exspirationsgas: 0,100 v. H. CO.

Blut nach der 4. Sauerstoffeinatmung von in Summa 58,3 Litern in 17 Min. enthält noch 3,24 Vol.-Proz. CO. Exspirationsgas: 0,06 v. H. CO.

Blut nach der 5. Sauerstoffeinatmung von in Summa 75,1 Litern in 23 Min. enthält noch 1,6 Vol.-Proz. CO. Exspirationsgas: 0,00 v. H. CO.

Blut nach der 6. Sauerstoffeinatmung von in Summa 103 Litern in 34 Min. enthält 0,0 Vol.-Proz. CO.

Die Kohlenoxydsättigung des Blutes betrug

vor der O_2-Einatm.	= 95,7 v.H.	Das Gesamtblut enth.	35,55 ccm CO u.	1,94 ccm O_2.
nach der 1.	„	= 54,2	„ „ „	„ 20,16	„ „	„ 42,00	„ „
„ „ 2.	„	= 35,4	„ „ „	„ 15,76	„ „	„ 28,85	„ „
„ „ 3.	„	= 20,0	„ „ „	„ 8,81	„ „	„ 35,84	„ „
„ „ 4.	„	= 16,6	„ „ „	„ 7,44	„ „	„ 37,21	„ „
„ „ 5.	„	= 7,7	„ „ „	„ 3,66	„ „	„ 40,92	„ „

Die Werte für die Kohlenoxydentfernung aus dem Blute, wie sie sich einerseits aus dem Kohlenoxydgehalt der aufeinanderfolgenden Blutproben berechnen lassen, andererseits sich aus dem Kohlenoxydgehalt der Exspirationsluftproben ergeben, stimmen befriedigend überein. Der Wert für das Kohlenoxyd des ersten Exspirationsgases kann nicht zur Berechnung herangezogen werden, da in dieser Gasprobe sich noch Reste des in die Luftwege eingeführten Kohlenoxyds befinden. Die Berechnung aus den übrigen Werten ergibt in einem Falle einen Sollgehalt der Exspirationsluft an Kohlenoxyd von **0,07** v. H., wirklichen Gehalt von **0,10** v. H.; im zweiten: Sollgehalt **0,04** v. H:, gefunden **0,06** v. H.

In diesem Versuche zeigt sich, daß absolut weit mehr Kohlenoxyd aus dem Blute entfernt wird bei hoher CO-Sättigung des Blutes als bei niedriger, was theoretisch zu erwarten war.

Bei der ersten Sauerstoffatmung entfernte ein Liter Sauerstoff 2 ccm CO aus dem Blute; bei der 1. plus 2. Sauerstoffatmung wurde von einem Liter Sauerstoff im Mittel nur 1 ccm CO aus dem Blute entfernt; im Mittel der 3 ersten Atmungen kamen pro 1 Liter O_2 0,9 ccm Blut-CO. Bei der Summe der 1. bis 4. Atmung kommen pro Liter O_2 nur noch 0,61 ccm CO aus dem Blute. — Bezüglich der Deutung dieser Zahlen sei auf den Beitrag von Kohlrausch (S. 54) hingewiesen.

Versuch 7 an Prof. Dr. von der Heide. Die Versuchsanordnung ist oben beschrieben. Die CO-Einatmung dauert 3 Minuten. Die Sauerstoffeinatmung beginnt 11 Uhr 8 Min. 40 Sek. nach geschehener Blutentnahme.

Zeit	Gasuhrstand	Ventilation Liter	
11 Uhr 9 Min.	7 029 300	—	11 Uhr 11 Min. 10 Sek.: 1. Exspira-
11 „ 10 „	41 000	11,7	tionsprobe entnommen. Sie enth.:
11 „ 11 „	52 800	10,8	CO_2 = 3,08 v. H., O_2 = 88,76 v. H.,
11 „ 12 „	62 600	9,8	CO = 0,078 v. H.
11 „ 13 „	73 300	10,7	11 Uhr 13 Min. 20 Sek.: 2. Exspira-
11 „ 14 „	83 300	10,5	tionsprobe: O_2 = 94,16 v. H.,
11 „ 15 „	94 300	10,5	CO = 0,046 v. H.
11 „ 16 „	7 104 600	10,3	
11 „ 19 „	38 500	11,3 im Mittel	11 Uhr 19 Min. 30 Sek.: 3. Exspira-
11 „ 20 „	47 300	8,8	tionsprobe: CO_2 = 1,947 v. H.,
11 „ 21 „	55 500	8,05 im Mittel	O_2 = 92,29 v. H., CO = 0,06 v. H.
11 „ 23 „	71 600	—	11 Uhr 23 Min. 50 Sek.: 4. Exspira-
11 „ 24 „	79 000	7,4	tionsprobe: CO_2 = 2,389 v. H.,
			O_2 = 90,900 v. H., CO = 0,038 v. H.

Geatmet bis Gasprobe 1: 24,1 Liter mit 21,37 Litern O_2,
„ „ „ 2: 47,5 „ „ 42,76 „ „
„ „ „ 3: 118,0 „ „ 111,28 „ „
„ „ „ 4: 148,5 „ „ 139,20 „ „

Blut mit CO gesättigt enthält 19,68 Vol.-Proz. CO,
„ nach CO-Atmung „ 4,32 „ „ = ca. 22 v. H. CO-Sättigung.

Es wurden im ganzen fünf gelungene Versuche an Hunden ausgeführt, die übereinstimmende Resultate lieferten.

Ihre Ergebnisse stehen in gutem Einklang mit den in der Literatur vorliegenden älteren Versuchen von Gréhant[1]), Haldane, Bock. Es ergab sich, daß pro Liter geatmeten Sauerstoffs im Mittel 1 ccm Kohlenoxyd aus dem Blute entfernt wurde. Bei einer Sättigung des Hämoglobins des Blutes mit Kohlenoxyd zu 90 v. H., wie sie in unseren Versuchen durchschnittlich vorlag, und wie sie in der Praxis möglich ist, wurde der Kohlenoxydgehalt des Blutes auf 33 v. H. herabgesetzt durch eine Sauerstoffatmung von 8 Minuten, in welcher Zeit 25,8 Liter Sauerstoff durch die Lungen gingen.

Berechnet man die Ventilation, wie sie in Wirklichkeit bei der Howardschen oder Silvester-Broschschen Atmung pro Minute durchgeführt wird, nämlich pro Minute etwa 15 Liter, und stellt der Blutmenge unserer Hunde die Blutmenge des Menschen gegenüber, so berechnet sich, daß eine Zeit von 25—30 Minuten und eine Sauerstoffzufuhr von etwa 400 Litern erforderlich sind, um beim Menschen dieselbe Wirkung zu erzielen, d. h. das Blut so weit von Kohlenoxyd frei zu machen, daß auch bei Luftatmung eine ausreichende Versorgung des Körpers mit Sauerstoff wieder gesichert ist. Ein Zeitraum von 30 Minuten wird jedenfalls ausreichen, dann kann mit künstlicher Beatmung mit atmosphärischer Luft fortgefahren werden. Diese Rechnung setzt voraus, daß ein guter Abschluß der Maske stattfindet, so daß die Konzentration des Sauerstoffs, der den Lungen zugeführt wird, über 75 v. H. in der Exspirationsluft beträgt.

Die jetzt den Sauerstoffrettungsapparaten beigegebene Metallmaske schließt, wie S. 22ff. erörtert wurde, so wenig dicht, daß dieser Zweck nicht erreicht werden kann. Ein weiteres Hindernis ihrer Verwendung ist noch die Notwendigkeit, die Maske ständig durch einen Helfer angedrückt zu halten. Es wurde mit Erfolg versucht, die Kampfgasmaske für Rettungszwecke in der Art zu benutzen, daß an Stelle ihres Einsatzes ein Zwischenstück mit Ausatmungsventil eingeschraubt wurde. Besondere Umänderungen sind dazu an der Maske nicht nötig.

Am Truppensauerstoffbehandlungsgerät ist eine Änderung höchstens in der Hinsicht nötig, daß die von der Bombe hergegebene minutliche Sauerstoffmenge vergrößert wird. Die Fassungskraft einer gewöhnlichen Bombe reicht nach den vorstehend mitgeteilten Ergebnissen nicht zur Wiederbelebung aus. Man muß demnach entweder zwei

1) 1. N. Gréhant, Les gaz du sang. Paris. 2. Haldane, Journ. of physiol. XVIII. p. 201 u. 430. 3. Bock, Zentralbl. f. Physiol. 1894. Nr. 12.

Bomben der jetzigen Bauart verwenden oder statt dieser eine größere Bombe bereit stellen. Letzteres würde den Vorteil haben, daß man nicht die Sauerstoffatmung während des Rettungswerkes zu unterbrechen braucht. Jedenfalls ist, worauf schon S. 26 hingewiesen wurde, bei der Ausbildung der Rettungsmannschaften auch das schnelle Auswechseln der Bomben zu üben. —

Die Umrechnung der Ergebnisse vom Hunde auf den Menschen ist mit einigen Unsicherheiten behaftet. Es ist sehr wahrscheinlich, daß unsere Rechnung von Hund auf Mensch etwas zu ungünstig ausgefallen ist. Die unmittelbare Bestimmung am Menschen und die Schnelligkeit der Kohlenoxydabgabe ist darum nicht direkt mit den Ermittelungen am Hunde zu vergleichen, weil hier die Kohlenoxydsättigung des Hämoglobins nach der Kohlenoxydeinatmung nicht wie dort bis zu etwa 90 v. H., vielmehr bis zu 20—25 v. H. getrieben wurde, und die Wirkung der Sauerstoffatmung nicht ohne weiteres der bei 90 v. H. Kohlenoxyd-Hämoglobin gleichgesetzt werden kann. Wie die Verhältnisse sich in Wirklichkeit gestalten dürften, ist von Herrn Kohlrausch mathematisch abgeleitet worden. Wir lassen dessen Ausführungen hier folgen:

Eine Methode zur Berechnung der Dissoziationsgeschwindigkeit des CO-Hämoglobins beim Menschen.

Von

Arnt Kohlrausch.

Aus den bisher von uns am Hunde ausgeführten Versuchen über die Dissoziationsgeschwindigkeit des CO-Hämoglobins bei hoher Sauerstoffspannung (ca. 85 v. H. O_2) in der Alveolenluft läßt sich eine Gesetzmäßigkeit für diese Geschwindigkeit ableiten, die es uns ermöglicht, aus gefahrlosen Versuchen am Menschen, d. h. unterhalb von $^1/_3$ der CO-Sättigung des Blutes, die Dissoziationsgeschwindigkeit bei hohem CO-Gehalt mit hinreichender Genauigkeit zu berechnen.

Für meßbare Reaktionsgeschwindigkeiten gilt ganz allgemein das „Massenwirkungs-Gesetz" (Guldberg und Waage): Die Geschwindigkeit einer chemischen Reaktion ist in jedem Augenblick der aktiven Masse jeder der reagierenden Substanzen proportional, oder mit etwas anderen Worten: Die Menge der in jedem Augenblick pro Zeiteinheit umgesetzten Substanzen ist proportional der in diesem Augenblick herrschenden molekularen Konzentration dieser Substanzen. Hat man es z. B. bei einer Reaktion mit fortschreitend abnehmender Konzentration der sich umsetzenden Substanzen zu tun, wie etwa bei der Rohrzuckerinversion bei Gegenwart von H-Ionen in wässeriger Lösung:

1 Mol. Saccharose → 1 Mol. Glukose + 1 Mol. Fruktose, so ist im ersten Moment die Menge der pro Zeiteinheit in Invertzucker übergeführten Saccharose am größten, nimmt fortschreitend mehr und mehr ab und ist in jedem Augenblick proportional der noch vorhandenen Saccharose-Konzentration.

Für derartige Vorgänge wie die Rohrzuckerinversion, bei denen nur eine Substanz umgewandelt wird — unimolekulare Reaktionen, denn die Abnahme der Konzentration des mitreagierenden Wassers kommt in wässeriger Lösung praktisch nicht in Frage — gilt folgende Formel für die Berechnung der zur Zeit t noch vorhandenen Substanzmenge y:

Gleichung 1 . . . . $y = \frac{a}{e^{k.t}}$

a bedeutet die Anfangsmenge zu Beginn des Versuchs;
e „ die Zahl 2, 718 . . . (Basis der natürlichen Logarithmen);
k „ eine für den Vorgang und seine Bedingungen charakteristische Konstante, den Geschwindigkeitskoeffizienten (entsprechend dem Zinsfaktor bei der Zinseszinsrechnung, für die dasselbe Geschwindigkeitsgesetz gilt);
t „ den beobachteten Zeitpunkt.

Sind die Substanzmengen y und a und die Zeit t bekannt, so ergibt sich die Geschwindigkeitskonstante k:

Gleichung 2 . . . . $k = \frac{\log \text{nat} \frac{a}{y}}{t}$

bzw. bei bekanntem a, y und k, die Zeit t:

Gleichung 3 . . . . $t = \frac{\log \text{nat} \frac{a}{y}}{k}$

Aus Gleichung 1 sieht man: je größer der im Nenner stehende Faktor k, um so kleiner ist die zur Zeit t noch vorhandene Substanzmenge y, d. h. um so rascher verläuft die Reaktion bzw. um so steiler wird die Geschwindigkeitskurve des Vorgangs — y als Ordinate, t als Abszisse — zur Abszisse abfallen (beispielsweise auf $^1/_3$ des Anfangswertes).

Abbildung 8. Abbildung 9.

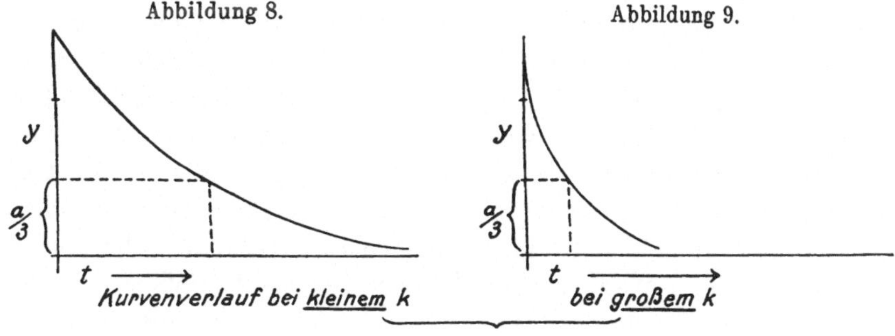

Die allerdings sehr kurzen und nicht ganz regelmäßigen Kurvenstücke unserer CO-Versuche 1 und 3 am Hund ließen mich nun vermuten, daß auch auf die Dissoziationsgeschwindigkeit des CO-Hämoglobins die Gleichung 1 für unimolekulare Reaktionen anwendbar sei. Da durch den Versuch die zu den verschiedenen Versuchszeiten noch im Blut vorhandenen CO-Mengen bekannt sind, läßt sich der Geschwindigkeitsfaktor k berechnen. Dieser muß während eines Versuches natürlich konstant bleiben, bei verschiedenen Versuchen wird er je nach den Bedingungen, besonders der O_2-Konzentration in den Lungen etwas anders ausfallen. Bei Versuch 3 war er von der 2.—6. Minute recht konstant 0,13, bei Versuch 1 von der 2.—8. Minute allerdings stark schwankend im Mittel 0,11.

Ohne weiteres läßt sich die Vermutung, es handle sich unter unseren Versuchsbedingungen um eine unimolekulare Reaktion, nicht von der Hand weisen, denn die CO-Abspaltung aus dem Blut mittels Sauerstoffs läßt sich formulieren (Hb bedeutet Hämoglobin):

$$CO \,.\, Hb + O_2 \rightarrow O_2 \,.\, Hb + CO$$

Die O_2-Konzentration in den Lungen wird im Versuch, abgesehen von der relativ kurzen Anfangszeit, bis der Stickstoff verdrängt ist, praktisch konstant erhalten zwischen 80 und 90 v. H., und das abdissoziierte CO wird durch die reichliche Lungenventilation praktisch entfernt, also unwirksam. Es ist demnach sehr gut denkbar, daß die Umsetzung

$$CO \,.\, Hb \rightarrow O_2 \,.\, Hb + CO$$

auch unter den verwickelteren Bedingungen im Tier als unimolekulare Reaktion angesehen werden kann.

Die Berechnung des letzten (6.) Versuchs am Hunde, bei dem die künstliche Atmung und Blutentnahme über 35 Minuten ausgedehnt wurde, macht diese Vermutung so wahrscheinlich, daß sie zum mindesten zur Berechnung der Dissoziationsgeschwindigkeit beim Menschen nutzbar gemacht werden kann.

Die Geschwindigkeitskonstante k berechnet sich nach Gleichung 2 bei diesem Versuch aus den sechs CO-Bestimmungen im Blut zu 0,092. Die mit dieser Zahl für k vom Anfangswert 91,4 v. H. CO-Sättigung aus konstruierte Geschwindigkeitskurve hat den in der beistehenden Abbildung 10 gezeichneten Verlauf. Die Ordinaten sind Prozente CO-Sättigung des Blutes, die Abszisse die Versuchsdauer in Minuten vom Beginn der künstlichen Atmung an. Die umkreisten Kreuzchen sind die im Versuch tatsächlich gefundenen CO-Werte. Die Übereinstimmung dieser Werte mit der Theorie ist sehr befriedigend. Die geringen Abweichungen sind schon aus den Fehlern der Blutanalysen zu erklären, die bei Doppelbestimmungen eine Unsicherheit von derselben Größenordnung aufwiesen.

Die praktische Anwendung dieses Ergebnisses auf die am Menschen anzustellenden Versuche ist ohne weiteres einleuchtend. Die CO-Einatmung läßt sich hier nur bis zu etwa $^1/_3$ der Sättigung des Blutes fortsetzen, wir werden also durch den Versuch nur das flache Kurvenstück von etwa 35 v. H. an abwärts erhalten. Aus den in diesem Bereich der Kurve bestimmten CO-Werten in Blut oder Atemluft läßt sich aber nach Gleichung 2 der Geschwindigkeitsfaktor k berechnen, der ja für die ganze Kurve gilt. Mit diesem kann man dann ohne weiteres die Zeit mit ausreichender Genauigkeit berechnen,

Abbildung 10.

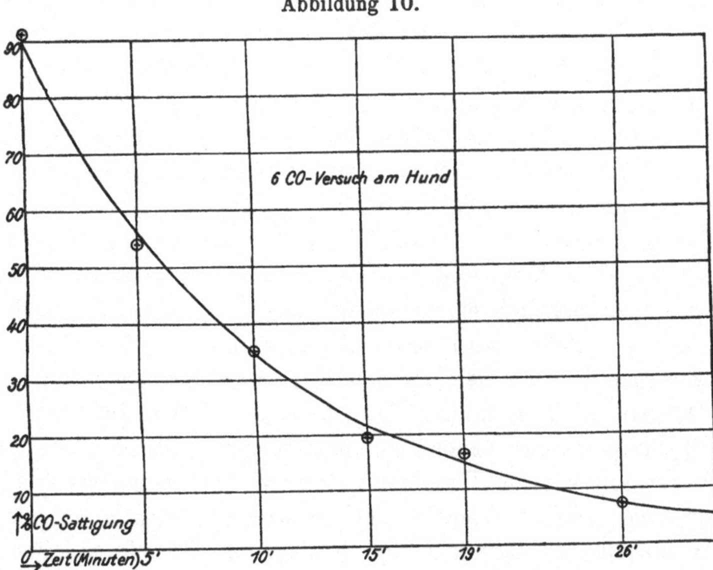

die verstreicht, bis das Blut von beliebig angenommenen hohen CO-Konzentrationen bis auf unschädliche Reste von CO befreit ist.

Ich habe diese Rechnung an den bisher brauchbaren drei Versuchen am Hund durchgeführt. Der beste (6.) Versuch gibt nach Gleichung 2 aus den vier letzten CO-Bestimmungen von 35 v. H. an abwärts für

k = 0,09 (Mittelwert);

mit diesem k berechnet sich nach Gleichung 3 die Zeit, die verstrichen sein müßte, bis der CO-Gehalt des Blutes von 91 v. H. auf 35 v. H. herabgedrückt ist, zu

t = 10,5 Minuten;

im Versuch gefunden wurde

t = 10 Minuten.

Entsprechend ergibt sich aus niedrigem CO-Gehalt des Blutes bei

Versuch 1

k = 0,13; t (von 76—34 v. H.) = 7,5 Min. berechnet,
= 8 „ gefunden;

Versuch 3

k = 0,11; t (von 82—41 v. H.) = 5,5 Min. berechnet,
= 6 „ gefunden.

Die Übereinstimmung der berechneten Zeiten mit den gefundenen ist gleichfalls eine sehr gute.

Der Faktor k wird größer, d. h. die CO-Beseitigung geht rascher mit steigernder Sauerstoffspannung in der Lunge und Beschleunigung des etwa gestörten Blutumlaufs. In den Versuchen 1 und 3 ist bis zur zweiten Minute nach Beginn der O_2-Atmung ein wesentlich flacherer Abfall der Kurve, als der Theorie entspricht, festzustellen. Dieser ist zurückzuführen: 1. auf das allmähliche Ansteigen des O_2-Gehaltes in der Alveolenluft, 2. vielleicht auch auf bereits eingetretene Kreislaufstörungen infolge O_2-Mangels; ein Moment, welches uns ja mehrere Versuchstiere gekostet hat (Handatmung nach Silvester-Brosch zweckmässiger wegen Kreislaufbeschleunigung?).

Da die Ventilations-, Kreislauf- u. a. Bedingungen am Hund andere sind als am Menschen, wird sich ein anderer Faktor k am Menschen ergeben, voraussichtlich ein kleinerer: Die CO-Beseitigung wird langsamer gehen. Daher wird man direkt vom Hundeversuch nur mit einer gewissen Unsicherheit auf den Menschen umrechnen können.

Dagegen wird sich mit dem hier dargelegten Verfahren nach einem gut stimmenden Versuch am Menschen (Ventilationsbedingungen und O_2-Tension wie im Durchschnitt am Truppensauerstoffbehandlungsgerät mit Gasschutzmaske und künstlicher Handatmung) die Zeit bis zur praktischen Befreiung des Blutes von CO mit hinreichender Genauigkeit berechnen lassen.

VI.

Beurteilung von Geräten, die die künstliche Handatmung ersetzen sollen.

Zum Ersatz der künstlichen Handatmung bei Scheintoten sind verschiedene Geräte angefertigt worden. Bei den meisten von ihnen wird der Sauerstoff in der Phase der Einatmung in die Lungen eingepreßt, in der Phase der Ausatmung aus den Lungen wieder abgesaugt. Bei allen diesen Geräten sind also die Druckverhältnisse im

Brustraum den bei der natürlichen Einatmung entgegengesetzt. Sie sind ihr nur insofern gleich, als positiver und negativer Druck im Brustraum miteinander abwechseln. Dabei ist der zur Erzeugung der Einatmung erforderliche positive Druck höher als der bei der normalen Ausatmung zustande kommende negative Druck, denn er muß genügen, um nicht nur das Zwerchfell nach unten zu drängen, sondern auch den Brustkorb seiner Schwere und seinen Elastizitätsverhältnissen entgegen zu heben.

Von den in Betracht kommenden Geräten haben wir

1. den neueren Handpulmotor von Draeger,
2. den ursprünglichen sogenannten Draegerschen Pulmotor,
3. das Bratgerät, und endlich
4. das sogenannte Inhabad-Gerät

der Prüfung unterzogen.

1. Der Handpulmotor.

Wie das ursprüngliche gleichnamige Gerät beruht auch der Handpulmotor auf dem Prinzip, den aus einer Bombe ausströmenden Sauerstoff zu benützen, um abwechselnd Luft in die Gesichtsmaske einzutreiben und aus derselben auszusaugen. Die Umschaltung von einer Atmungsphase zur anderen geschieht aber nicht wie dort automatisch, sondern durch die Hand des Retters. Ebenso wie beim ursprünglichen Pulmotor gelangt nicht reiner O_2 in die Lungen, vielmehr wird noch atmosphärische Luft mit angesaugt, so daß ein Luftsauerstoffgemisch in die Lungen eintritt.

Für die Feststellung der Wirkung des Handpulmotors handelt es sich darum, zu ermitteln, unter welchem positiven Druck die Einblasung des Gasgemenges (Sauerstoff + Luft) bei Inspiration, unter welchem negativen Druck die Aussaugung bei Exspiration erfolgt.

Ferner ist wichtig zu wissen, wie stark die Sauerstoffausströmung durch die Düse des Gerätes in die Maske hinein ist, weiter, wieviel Luft zugleich in die Maske eingesaugt und in die Lunge eingeführt wird, d. h. also, wie beschaffen das Sauerstoffluftgemisch ist in bezug auf seinen Gehalt an Sauerstoff, und wie die Zusammensetzung der Lungenluft unter der Wirkung des Gerätes sich gestaltet.

Was das Gerät selbst betrifft (vgl. Abb. 11), so hat es folgende Bestandteile: einen Holzkoffer 36 × 16 × 21 cm, ein Druckminderungsventil mit Finimeter für Sauerstoff, 1,5 m Druckschlauch, eine Saug- und Druckdüse mit Umsteuerungshahn, der neben künstlicher Einatmung auch einfache Luft- oder Sauerstoffeinatmung gestattet, eine Maske mit Gummiwulst, einen Riemen zum Befestigen der Maske, einen Mundöffner, eine Zungenzange, einen Schraubschlüssel für das

Druckminderungsventil und einen Sauerstoffzylinder. Beigegeben ist eine Gebrauchsanweisung.

Der Sauerstoffzylinder ist mit dem Druckminderungsventil verbunden, derart, daß der Sauerstoff nur unter einem bestimmten geringen Druck aus dem Zylinder ausströmen kann. Er tritt durch den Schlauch in die Maske, die luftdicht dem Gesicht aufgelegt wird. Die Maske trägt an ihrem Boden eine Einrichtung, die derart beschaffen ist, daß der aus der Bombe kommende Sauerstoff durch die oben genannte feine Düse hindurchtritt, wobei er zugleich Luft ansaugt, so dass also ein Gemisch von Sauerstoff und Luft in die Lunge ein-

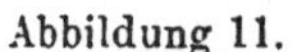
Abbildung 11.

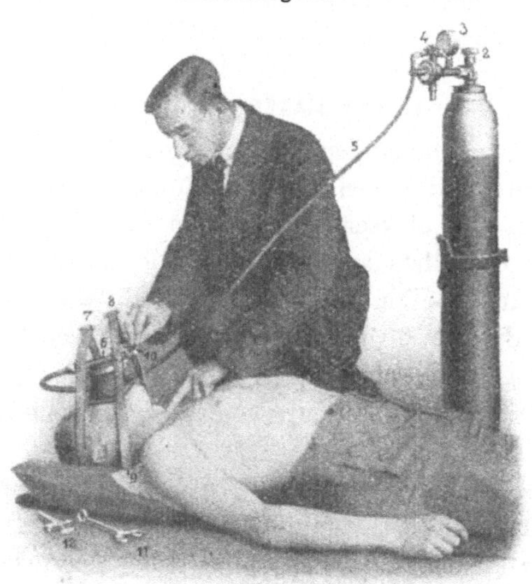

Handpulmotor.

tritt. Durch einen Stellhebel kann bewirkt werden, daß die Einblasung unterbrochen wird und anstatt ihrer eine Ansaugung von Luft aus der Lunge, die durch dieselbe Düse bewirkt wird, zustande gebracht wird. Dieses Ansaugen bewirkt die Exspiration, das vorangegangene Einblasen die Inspiration. Bei den genannten Stellungen des Hebels geschieht künstliche Atmung, wie sie erforderlich ist bei aufgehobener natürlicher Atemtätigkeit. Zugleich aber kann das Gerät auch benutzt werden bei noch vorhandener natürlicher Atmung, wenn der Stellhebel nicht wie bisher auf Einatmung oder Ausatmung, sondern auf eine an dem Gerät angegebene Zwischenstellung eingestellt wird. Hierbei kann der zu Beatmende selbsttätig Luft oder das einströmende Sauerstoffluftgemisch ein- und ausatmen.

Nach Angabe der Fabrik soll der Sauerstoff aus der Bombe zusammen mit der angesaugten Außenluft unter dem Druck von 20 cm Wassersäule und in einer Menge von 50 Litern in der Minute (von der in der Beschreibung des Gerätes angegeben wird, daß sie der tiefen natürlichen Einatmung entspricht) in die Lungen eingedrückt, und ebenso unter 20 cm Wassersäule negativen Druckes abgesaugt werden.

Demgegenüber wird bei der natürlichen Atmung — die, wie erwähnt, durch eine Zwischenstellung des Hebels erfolgen kann — reiner Sauerstoff ohne Über- nnd Unterdruck in die Maske geleitet. Die austretende Sauerstoffmenge soll angeblich 5 Liter in der Minute betragen. Ist die eigene Atmung aber umfänglicher, so daß diese Menge nicht ausreicht, so kann Außenluft ungehindert dazutreten.

Bei der künstlichen Atmung wird die Schnelligkeit des Wechsels zwischen Ein- und Ausatmung, also die Dauer der einzelnen Atemzüge, durch die Hand des Retters geregelt.

Unsere Versuche führten zu Ergebnissen, die nicht ganz den Angaben der Fabrik entsprechen.

Handpulmotorversuche aus November 1916.

Die Maske des Handpulmotors wurde zunächst probeweise bei zwei Personen angelegt. Dabei ergab sich, daß ein vollkommen luftdichtes Abschließen derselben nicht möglich war. Ein möglichst luftdichtes Abschließen ist aber für die Wirksamkeit des Gerätes unerläßlich notwendig.

Zum Zwecke weiterer Prüfung, insbesondere darüber, ob die gelieferte Maske ihrer Form nach überhaupt geeignet ist, einen luftdichten Abschluß zustande kommen zu lassen, wurde zunächst eine große Zahl weiterer Versuche an Loewy angestellt.

Diese zeigten, daß bei geeigneter Zubiegung der Maske und festem Andrücken durch Loewy selbst, besser aber noch mit gleichzeitiger Hilfe einer zweiten Person, der luftdichte Abschluß vollkommen erzielt werden konnte und die beabsichtigte Wirkung zustande kam.

Die Maske selbst wurde zum Zweck der auszuführenden Versuche derart umgeändert, daß ihr Boden durchbohrt und in die Durchbohrung ein Manometer eingeschraubt wurde, welches den durch die künstliche Atmung in der Maske erzeugten Druck anzeigte. Das von der Maske zum Manometer führende Rohr trug einen seitlichen Stutzen, mittels dessen eine Gasprobe aus der Maske entnommen werden konnte. Wurde diese Gasprobe während der Inspirationsphase entnommen, so erhielt man aus den Analysenzahlen der Probe die Zusammensetzung der von dem Handpulmotor gelieferten Einatmungsluft; wurde sie während der Exspirationsphase entnommen, so bekam man die Exspirationsluft und deren Zusammensetzung.

Zunächst wurden an Loewy Versuche darüber angestellt, welcher Druck in der Lunge bei deren Aufblasung während der Einatmungsphase und welcher bei deren Entleerung während der Ausatmungsphase zustande gebracht wurde. Loewy ist für solche Versuche besonders geeignet, da er durch frühere vielfältige Übung gelernt hat, die eigene Atmung vollkommen auszuschalten. Diese Versuche ergaben folgendes:

1. Künstliche Atmung mit Handpulmotor. Einatmung + 2 bis + 3 cm Wasserdruck, bei längerer Einatmung bis auf + 6 cm Wasser steigend. Ausatmung — 5 bis — 6 cm Wasserdruck.

2. Einstellung auf Zwischenstellung, d. h. selbsttätige Atmung. 16 Atemzüge pro Minute. Druck bei Ausatmung + 1 cm Wasser, bei Einatmung — 1 cm Wasser. Leichte bequeme Atmung ohne Anstrengung.

3. Jetzt erfolgt von neuem künstliche Atmung mittels Sauerstoff-plus Lufteinblasung bei der Inspiration, Absaugung bei der Exspiration. Auf die Thoraxerhebung hat diese künstliche Atmung sehr wenig Einfluß. Während der ersten 3—4 Atemzüge finden noch selbständige Atmungen statt, die nicht im Tempo der künstlichen Atmung erfolgen, falls diese nicht von vornherein auf die zuvor durch Beobachtung festgestellte Zahl der natürlichen Atemzüge eingestellt war. Dann aber hört das Bedürfnis nach selbständiger Atmung auf, und die Atembewegungen geschehen nur veranlaßt durch die künstliche Ventilierung der Lunge in deren Tempo. Dabei ist bemerkenswert, daß bei Loewy mindestens 15 Atemzüge in der Minute ausgeführt werden müssen, wenn vermieden werden soll, daß das Bedürfnis zu selbsttätiger Atmung wieder einsetzt. Das hängt damit zusammen, daß infolge des — bei dem unvollkommenen Schluß der Maske — geringen Druckes, den der Apparat in der Lunge zu erzeugen vermag, die Aufblähung der Lungen und damit der Atmungseffekt gering ist und nicht ausreicht, wenn die Anzahl der Atmungen unter eine bestimmte Grenze sinkt.

Das Manometer zeigte bei der Einatmung einen Druck, der langsam auf + 3 cm Wasser stieg, bei diesem Werte eine Zeit lang blieb, um schließlich + 10 cm zu erreichen.

4. Versuch zuerst mit natürlicher Atmung bei Einstellung des Hebels auf Zwischenstellung; dann künstliche Atmung durch Hebelbewegung. Bei letzterer 8 Atemzüge in der Minute. Bei der Einatmung deutliches Heben des Thorax, bei der Ausatmung Einsinken. Manometer schwankt zwischen 5 und 8 cm Wasserdruck, sowohl nach

der positiven Seite bei der Einatmung, wie negativen Seite bei Ausatmung. Loewy hatte nicht die Empfindung, daß eine Thoraxbewegung zustande kam. Am Schluß der einzelnen Phasen Bedürfnis zu selbständiger Atmung.

5. Bei dem neuen Versuch 19 künstliche Atemzüge in 2 Minuten. Druck bei der Inspiration zwischen + 2 und + 7 cm Wasser, bei der Exspiration zwischen — 3 und gelegentlich — 10 cm Wasser. Die Maximalwerte werden nur gegen Schluß der betreffenden Phase erreicht. Das subjektive Empfinden von Loewy war so, als ob der Thorax vollkommen stillstände, dagegen wurde bei der Einatmung Vorwölbung des Bauches und passive Spannung der Bauchmuskulatur wahrgenommen. Die Vorwölbung des Bauches war auch deutlich sichtbar. Bei der Ausatmung wurde subjektiv Nachlaß der Bauchmuskelspannung und Einsinken des Bauches wahrgenommen. Objektiv war letzteres deutlich sichtbar. Entgegen dem Gefühl von Loewy, daß der Thorax keine Bewegungen ausführte, war eine mäßige Hebung desselben zu beobachten.

6. Selbständige Atmung. Bauchbewegung stärker, Brustbewegung schwächer als bisher bei künstlicher Atmung. 29 Atemzüge in 2 Minuten, 12 in der ersten, 17 in der zweiten. Wiederholung der künstlichen Atmung im Tempo der eben beobachteten spontanen Atmung. Druck schwankt zwischen — 3 cm bei der Ausatmung und + 2 cm Wasser bei der Einatmung.

7. Langsame künstliche Atmung. 5 Atemzüge in $1^1/_2$ Minuten. Bei der Ausatmung ging der Druck bis — 15 cm, bei der Einatmung bis + 10 cm Wasser. Hier trat Notwendigkeit zur spontanen Atmung am Ende der einzelnen Phasen ein.

8. 8 künstliche Atemzüge in $1^1/_2$ Minuten. Auch hier die Notwendigkeit spontaner Atmung am Schlusse der einzelnen Phasen. Es wurde die künstliche Atmung geregelt, d. h. der Atmungshebel jedesmal umgestellt, sobald das Einsetzen der selbsttätigen Atmung sich bemerkbar machte. Das ist daran wahrzunehmen, daß das Geräusch, welches dann durch die in die Lungen ein- bzw. aus ihnen ausströmende Luft erzeugt wird, sich deutlich gegenüber dem bei rein künstlich erzeugter Atmung entstehenden Geräusch ändert. In diesem Versuch war durchschnittlich der Druck am Ende der Ausatmung bis — 10 cm, und am Ende der Einatmung + 5 cm Wasser gestiegen.

9. 28 Atemzüge in 1 Minute 55 Sekunden. Nach 3—4 Atemzügen kommt Loewy in das Tempo der künstlichen Atmung. Druck bei der Ausatmung im Durchschnitt bis — 10 cm Wasser, bei der Einatmung + 3 bis + 5 cm Wasser.

10. Wieder künstliche Atmung. Ausschläge am Manometer im Mittel bei Ausatmung — 8 cm, bei Einatmung + 4 cm. Bei der Ausatmung starkes Einsinken der Magengrube, bei der Einatmung Vorwölbung derselben. Dabei geringe Veränderung des Brustkorbes. Subjektiv wird nur passive Bewegung des Bauches wahrgenommen.

Bisher leisteten die zur Ausführung der Versuche notwendigen Verrichtungen Zuntz und Meyer, in den folgenden beiden Versuchen Loewy und Meyer.

11. Versuchsperson Geheimrat Zuntz.

Künstliche Atmung. In $1^1/_2$ Minuten 14 Atemzüge (9 in der ersten, 5 in der zweiten halben Minute). Die Umschaltung des Hebels, also der Atmungsphase, geschieht stets, wenn der Manometerdruck bei Ausatmung — 10 cm, bei Einatmung + 5 cm Wasser erreicht hat. Zuntz hat das Bedürfnis, etwas selbständig mitzuatmen. Insbesondere am Ende der einzelnen Phasen empfindet er den Zwang, die entgegengesetzte Atmungsphase einzuleiten, bevor noch künstlich diese Atmungsphase herbeigeführt wird. Nach dem Empfinden von Zuntz ist die künstliche Atmung etwas ungenügend.

12. 20 Atemzüge in $1^1/_2$ Minuten nach dem Takte des Metronoms, so daß etwa alle 2 Sekunden mit der Atmungsphase gewechselt wurde. Trotz der schnelleren Atmung als in Versuch 11 betrug auch hier der Manometerdruck am Schluß der Inspiration + 5 cm Wasser, am Schluß der Exspiration — 10 cm Wasser. Bewegung des Bauches deutlich in starker Vorwölbung bei der Einatmung und Zusammensinken bei der Ausatmung zu erkennen. Am Thorax eine Bewegung kaum nachzuweisen. Das Atembedürfnis war reichlich gedeckt.

13. Versuchsperson Loewy. Versuch mit Bandmaßen über das Maß der Umfangsänderung der Brust und des Bauches, bei spontaner Atmung und künstlicher mittels Handpulmotors. Die Bandmaße werden so gelegt, daß das eine hinten an den Schulterblattwinkeln, vorn in Höhe der Brustwarzen entlang läuft, das zweite um den Bauch vorn in der Höhe des Nabels, hinten in entsprechender Höhe entlang liegt. Bei der künstlichen Atmung ist der Ausschlag im Brustumfang 1—2 cm, im Bauchumfang bis zu $3^1/_2$ cm. Dabei beträgt der Druck im Manometer bei Inspiration + 5 bis + 10 cm Wasser, bei der Ausatmung — 4 bis — 5 cm. Die Umschaltung erfolgte im Tempo von 3 Sekunden.

Versuchsperson Sanitätssoldat B., stud. theol., 23 Jahre alt, 1,78 m groß. Wegen Blutarmut und Körperschwäche aus dem Felde entlassen. Alle Versuche werden mit Zuhilfenahme des Metronoms ausgeführt.

Wasserdruck:	Plus	Minus	
	9	9	
	10	10	
	5	2	
	5	4	Nach 3 Minuten künstlicher Beatmung noch selbständige Atmung.
	8	6	
	8	5	
	5	6	
	2	3	Nach 4 Minuten keine selbständige Atmung mehr.
	2	3	
	3	3	
	10	5	
	5	5	
	6	5	
	5	6	
	3	7	Bei 3 Sekunden Tempo mehrfach selbstständige Atmungen. Bei 2 Sekunden zuletzt ohne selbständige Atmung.

Neuer Versuch an B. Umfang über dem Nabel und hinten entsprechend mit Bandmaß gemessen. Bei selbständiger ruhiger Atmung:

Ausatmung	Einatmung	Ausatmung	Einatmung
74,0 cm	74,7 cm	74,1 cm	74,6 cm
74,2 „	74,7 „	74,1 „	74,6 „
74,1 „	74,7 „	also 0,5 cm Umfangsänderung im Mittel.	

Tiefe spontane Atmung. Ausatmung 74,2 cm, Einatmung 75,3 cm = 1,1 cm.

Jetzt Handpulmotor.

Messung des Bauchumfanges: Ausatmung 74 cm, Einatmung 74,5 cm.

Auch jetzt 0,5 cm Unterschied.

Messung des Brustumfanges bei ruhiger Atmung:

Ausatmung	Einatmung	Ausatmung	Einatmung
87,5 cm	88,1 cm	87,3 cm	87,7 cm
87,3 „	87,8 „	87,3 „	87,7 „
87,3 „	87,8 „	also im Mittel 0,5 cm Unterschied.	

Spontanatmung von tiefster Exspiration bis zur tiefsten Inspiration: Ausatmung 85,5 cm, Einatmung 90,5 cm, also Unterschied 5,0 cm.

Handpulmotor.

Brustumfang. Ausatmung: 87,8 cm, Einatmung: 88,3—88,4 cm.
88,1—88,2 „ 88,5—88,6 „

Unterschied im Mittel 0,5 cm.

Probeentnahme bei Inspiration.

Bei einer alle 2 Sekunden erfolgenden Umschaltung fanden zuerst noch einzelne spontane Atmungen statt. Als diese aussetzten, Probeentnahme bei Inspiration:

Kohlensäure 0,738 v.H., Sauerstoff 33,817 v.H.

Probeentnahme bei Exspiration:

Kohlensäure 2,79 v.H., Sauerstoff 27,237 v.H.

Ohne Metronom, mit der Taschenuhr.

Selbständige Atmung.

Ausatmung	Einatmung	Ausatmung	Einatmung
+ 4 cm Wasser	— 1 cm Wasser	+ 3 cm Wasser	— 1/2 cm Wasser
+ 4 „ „	— 1 „ „	+ 3 „ „	— 1/2 „ „
+ 3 „ „	— 1 „ „	+ 3 „ „	— 1/2 „ „

Loewy bedient jetzt den Stellhebel. Bei künstlicher Atmung — 2 cm bei Exspiration, + 6 bis + 7 cm bei Inspiration. Sobald die künstliche Atmung in langsamerem Tempo als alle 2 Sekunden erfolgt, tritt Spontanatmung ein.

Aus den vorstehenden Versuchsangaben geht hervor, daß in keinem Versuche je der Druck von 20 cm Wasser, unter dem angeblich die künstliche Atmung des Handpulmotors erfolgen sollte, weder bei der Inspiration noch bei der Exspiration erreicht wurde. — Die Druckwerte schwankten in ziemlich weiten Grenzen, gewöhnlich betrugen sie etwa 5 cm Wasser, selten stiegen sie auf 9 bis 10 cm Wasser. Auch bei Benutzung des dem Gerät beigegebenen Kopfbügels, durch den die Maske besonders fest angepreßt werden soll, werden 20 cm Wasserdruck nicht erreicht.

Angesichts der geringen Druckwirkung erübrigen sich Untersuchungen über etwaige Schädigungen der Lunge, die hierbei nicht zustande kommen können, da es sich um Druckwirkungen handelt, wie sie bei absichtlich tiefen spontanen In- und Exspirationen ohne weiteres zustande gebracht werden können.

Die Folge der geringen Druckwirkung des Handpulmotors, die wir hierbei erzielen konnten, ist die, daß nur eine geringe Aufblasung der Lunge zustande kommt. Den Umfang dieser Aufblasung suchten wir durch Messung mittels Bandmaßes festzustellen und die Veränderungen des Brust- und Bauchumfanges während der verschiedenen Atemphasen zu bestimmen. Die vorstehenden Protokolle zeigen, daß diese Änderungen nur gering sind und etwa 1/2 cm Umfangsdifferenz sowohl an der Brust, wie auch am Bauch ausmachen. Ein Vergleichsversuch (siehe S. 65) ergibt, daß bei derselben Lage der Versuchsperson der Brustumfang bei willkürlich größtmöglicher Ein- und Ausatmung das Zehnfache, nämlich 5 cm beträgt. Aus der geringen Luftzufuhr zur Lunge ergibt sich nun weiter, daß sehr schnell die Neigung zur selbsttätigen Atmung bei der nicht bewußtlosen Versuchsperson eintritt. Es war notwendig, bei allen bisher untersuchten Personen mindestens 15 Atemzüge in der Minute auszuführen, wenn die künstliche Atmung ausreichen und nicht durch selbständige Atemzüge unterbrochen werden sollte. Diese selbstständigen Atmungen müssen als die Folge einer durch die mangelhafte Aufblähung der Lunge zustande kommenden schnellen Kohlensäureanhäufung im Blute und damit im Atemzentrum betrachtet werden.

Die Kohlensäureanhäufung im Blut stellt ja den wesentlichen Atemreiz dar. Um Sauerstoffmangel kann es sich hierbei nicht handeln, da auch während der Exspirationsphase der Sauerstoffgehalt der Lungen sehr hoch ist.

Zur Feststellung dieser Verhältnisse führten wir besondere Versuche aus, in denen die Zusammensetzung der Maskenluft sowohl bei der Inspiration, d. h. die Zusammensetzung der in die Lunge eintretenden Luft, als während der Exspiration, d. h. der aus der Lunge abgesaugten Luft, ermittelt wurde.

Die Anordnung der Versuche war wie vorher, nur wird der seitliche Stutzen des von der Maske zum Manometer führenden Rohres mit einem luftleer gepumpten Quecksilbergefäß verbunden, in welches nach Wunsch die Maskenluft eintreten kann, um dann analysiert zu werden.

1. Versuch.

Versuchsperson ein Sanitätsunteroffizier. Die notwendigen Maßnahmen und Ablesungen besorgen Loewy, Meyer, Zuntz.

Bei Umschaltung des Stellhebels alle 4 Sekunden Bedürfnis zu eigener Atmung. Bei selbsttätiger Atmung schwankt der Druck

zwischen — 7 und + 9 cm Wasser,
dann „ — 5 „ + 5 „ „
„ — 5 „ + 7 „ „
und „ — 5 „ + 5 „ „

Bei künstlicher Atmung werden als höchste Druckwerte gefunden — 7, + 8 cm Wasser.

Umschaltung alle 2 Sekunden, kein Bedürfnis zu selbsttätigem Atmen.

Gasprobe aus der Maske bei Ausatmung entnommen:
Kohlensäuregehalt: **2,057** v. H., Sauerstoffgehalt: **24,988** v. H.

Druck — 5 und + 9 cm Wasser. Hat nicht selbständig geatmet. Prüfung mit übergelegtem Taschentuch zeigt, daß auf der linken Seite aus dem oberen Teil der Maske noch Luft entweicht.

Gasprobe aus der Maske bei Einatmung entnommen:
Kohlensäuregehalt: **0,497** v. H., Sauerstoffgehalt: **28,37** v. H.

Druck war sehr schwankend, manchmal nur + 4 und — 5, gelegentlich steigend bis + 9 und — 10.

2. Versuch.

Unteroffizier. Kniet mit beiden Knien mit niedergebeugter Wirbelsäule und vorgebeugtem Kopf. Bei Befestigung der Maske und Betätigung des Stellhebels alle 2 Sekunden hat er nicht mitgeatmet. Apparat funktioniert also auch bei dieser unbequemen Körperstellung.

Einatmungsluft		Ausatmungsluft	
Kohlensäure	Sauerstoff	Kohlensäure	Sauerstoff
(1,42 v. H.)	(22,87 v. H.)	etwa 2,17 v. H.	etwa 25,87 v. H.

(Die Gasbestimmungen in der Inspirationsluft dieses Versuches sind zweifelhaft.)

3. Versuch.

Einatmungsluft		Ausatmungsluft	
Kohlensäure	Sauerstoff	Kohlensäure	Sauerstoff
0,738 v. H.	33,817 v. H.	2,79 v. H.	27,234 v. H.

Die vorstehenden Zahlen zeigen, daß auch bei sehr schneller Umsteuerung des Stellhebels des Handpulmotors, nämlich 30 mal in der Minute = 15 vollen Atemzügen, der Kohlensäuregehalt der Lungenluft zwar noch niedriger als bei normaler Atmung, aber doch schon so erheblich ist, dass bei noch langsamerer Umsteuerung die weitere Ansammlung von Kohlensäure zu dem Bedürfnis selbständiger Atmung führen muß.

Aus den von uns gefundenen Werten für den Kohlensäuregehalt in der Atmungsluft läßt sich annähernd berechnen, wie groß die Ventilation der Lungen gewesen ist. Wir können als Mittelwert annehmen, daß die Kohlensäurebildung pro Minute 200 ccm ausmacht. Wenn die abgesaugte Luft 2,0 bis 2,79 v. H. Kohlensäure enthält, so muß die pro Minute in die Lungen eingeführte Luft 7,1 bis 10 Liter betragen haben. Wenn unter diesen Umständen die Frequenz der künstlichen Atmung von 15 pro Minute, wie es in unserem Falle war, auf 7 herabgesetzt würde, ohne daß die Tiefe entsprechend zunimmt, dann würden in der Minute 3,3 bis 4,67 Liter in die Lungen eintreten, die mit 4,25 bis 5,9 v. H. Kohlensäure sie wieder verlassen würden. Die niedrigeren dieser Werte würden der beim ruhenden Menschen normalen Atmung entsprechen, die höheren schon eine abnorme Kohlensäurezurückhaltung bedeuten. —

Aus dem Sauerstoffgehalt der zur Einatmung kommenden Maskenluft geht hervor, daß die Ansaugung von atmosphärischer Luft durch die Düse des Handpulmotors, von der oben gesprochen wurde, von erheblichem Umfange sein muß. Wir können diese Menge berechnen, wenn wir wissen, wieviel reiner Sauerstoff in der Minute aus der Düse ausströmt. Die Summe beider Werte, d. h. des ausströmenden Sauerstoffs plus der mitangesaugten atmosphärischen Luft ergibt einen Wert, den wir als Ventilationseffekt des Handpulmotors bezeichnen können, d. h. die Gasmenge pro Minute, die in die Maske einströmt und in die Lungen übertreten könnte, wenn ein vollkommener Abschluß der Maske zustande käme.

Wir bestimmten in besonderen Versuchen die Sauerstoffmenge, die pro Minute aus der Bombe in die Düse des Handpulmotors ausströmt.

Das geschah so, daß die Sauerstoffbombe mit angeschlossenem Handpulmotor auf einer großen Präzisionswage gewogen wurde, dann bei verschiedenen Stellungen des Stellhebels das Ventil geöffnet wurde, so daß der Sauerstoff eine Minute lang ausströmen konnte, dann das Ventil wieder geschlossen, und die Bombe einer neuen Wägung unterzogen wurde. Der Unterschied der Gewichte am Beginn und Ende jeder Minute ergab die Menge des in den einzelnen Minuten ausgeströmten Sauerstoffs. Bei diesen Versuchen zeigte sich folgendes:

Versuchsreihen betreffend Feststellung der aus der Bombe ausströmenden Sauerstoffmenge.

Das Gewicht der Bombe beträgt	11 kg 479,5 g.
Der Hebel steht auf Zwischenstellung.	
1. Nach Auslauf während einer Minute wiegt die Bombe noch	11 „ 471 „
2. Hebel auf Einatmung. Auslauf während einer Minute. Gewicht	11 „ 462,5 „
3. Hebel auf Ausatmung. Auslauf während einer Minute. Gewicht	11 „ 455,5 „
4. Hebel auf Ausatmung. Auslauf während einer Minute. Gewicht	11 „ 446 „

Die dritte Wägung ist nicht zu berücksichtigen, da wohl infolge nicht rechtzeitigen Schließens der Bombe die ausströmende Sauerstoffmenge geringer ist, als die während der anderen drei Versuche gefundene. Der Unterschied der Gewichte zwischen dem Ursprungsgewicht und 1, und zwischen 1 und 2 beträgt je 8,5 g, zwischen 3 und 4: 9,5 g.

Multipliziert man den Wert 8,5 mit $^3/_4$ (da 1 g Sauerstoff etwa $^3/_4$ Litern entspricht), so ergeben sich 6,374 Liter ausströmendes Gas pro Minute.

Aus dieser Zahl berechnet sich nun mittels einer einfachen Gleichung, wieviel atmosphärische Luft in den vorstehenden drei Versuchen (S. 67), in welchen die Maskenluft analysiert wurde, mit angesaugt wurde.

Für den zweifelhaften Versuch, bei dem die Einatmungsluft nur 22 v. H. Sauerstoff enthält, berechnen sich etwa 119 Liter Luft. Bei den beiden anderen zuverlässigen Versuchen waren angesaugt: 61 Liter in Versuch 2 und 33 Liter in Versuch 3, so daß also im ganzen für die Minute in die Maske einströmen

in Versuch 2: 6,374 + 61 Liter = 67,374 Liter,
„ „ 3: 6,374 + 33 „ = 39,374 „

Diese Luftmengen könnten die Lungen wohl noch bewältigen, denn wir wissen ja, daß bei intensivster Muskelarbeit oder bei einer starken Kohlensäureeinatmung Atemgrößen, d. h. pro Minute geatmete Luftmengen von etwa 50 Litern zustande kommen. —

Aber in unserem Falle war keine Rede davon, daß diese große Luftmenge wirklich der Lunge zugute käme. Das geht schon aus den geringen Umfangsveränderungen des Brustkorbes und des Bauches, die wir beobachteten, hervor. Den zahlenmäßigen Beweis dafür, daß die Hauptmenge der Atemluft an den Rändern der undicht schließenden Maske nach außen entwich, ohne in die Lungen zu gelangen, haben wir in den vorstehenden Daten gegeben. Von den 67,374 bezw. 39,374 Litern sind, wie wir oben berechneten, in die Lunge nur eingetreten etwa 7,1 bezw. 10 Liter, so dass 32 bezw. 57 Liter unbenutzt ins Freie entwichen.

Immerhin leistete auch unter diesen ungünstigen Umständen das Gerät Genügendes für die Sauerstoffzufuhr und bei schnell ausgeführter Atmung auch für die Kohlensäureausfuhr. Bei einer halb so schnellen Atmung, d. h. bei 7—9 Atemzügen pro Minute, würde dagegen letztere schon mangelhaft werden.

Es kommt also alles auf einen wirklich festen Schluß der Maske an, die, wie wir nochmals betonen möchten, bei dem vorliegenden Muster schwer zu erzielen ist; dann würde auch die Kohlensäureentfernung aus dem Körper in allen Fällen eine genügende sein. —

Hier wäre die Frage zu erwägen, ob denn eine so starke Luftansaugung, wie sie unser Handpulmotor aufweist, überhaupt notwendig und ob sie zweckmäßig ist. Man kann nicht behaupten, daß ein ruhig daliegender Mensch etwa 50 Liter Luft für die Minute braucht, wie es die von der Fabrik mitgegebene Beschreibung darstellt. Auch die Hälfte, ja schon der vierte Teil würde genügen. Wenn daher die Ausströmung des Sauerstoffs aus der Bombe die gleiche bliebe, aber anstatt der oben genannten Luftmengen dementsprechend weniger angesaugt würde, so würde die Ventilation immer noch ausreichen, dafür aber der Sauerstoffgehalt der Maskenluft stark erhöht werden. Damit würde der Handpulmotor auch zur Behandlung mit Sprenggasen Vergifteter wesentlich geeigneter werden, als er es jetzt ist. Die Sprenggase enthalten als wesentlichen Bestandteil Kohlenoxyd, gegen das eine hohe Konzentration von Sauerstoff das wirksamste Mittel ist. Daher ist ein Gasgemisch, welches wie beim Handpulmotor, nur weniger als 30 v. H. Sauerstoff enthält, wenig geeignet, gegen Kohlenoxyd besonders wirksam zu sein, so daß für diese Fälle der Handpulmotor einen wesentlichen Rückschritt gegenüber manchen älteren Geräten darstellt, durch die an Sauerstoff viel reichere Gasgemische, bis zu fast reinem Sauerstoff zugeführt werden.

Fassen wir unser Urteil über den von uns geprüften Handpulmotor zusammen, so muß es dahin lauten, daß er in seiner jetzigen Gestalt unvollkommen ist und zur Benutzung nicht empfohlen werden kann, da infolge der Unmöglichkeit, einen nur einigermaßen dichten Abschluß der Maske am Gesicht zustande zu bringen, ein sehr großer Teil des in die Maske einströmenden Sauerstoffluftgemisches nach außen entweicht und eine genügende Entlüftung des Körpers von Kohlensäure nur bei sehr schneller Ventilation zustande kommen kann. Die Ansaugung atmosphärischer Luft geschieht in so reichem Maße, daß der Sauerstoffgehalt des Gasgemisches sehr stark herabgedrückt wird und nicht sehr weit über dem atmosphärischer Luft liegt. Aus diesem Grunde ist der Handpulmotor in seiner jetzigen Gestalt auch nicht imstande, ein geeignetes Atmungsgerät zur Behandlung mit Sprenggasen Vergifteter abzugeben. Es müßte also dafür gesorgt werden, daß die Maske eine Gestalt bekommt, die ihr luftdichtes Anlegen an das Gesicht sichert. Es sollte weiter die Ansaugung der Luft vermindert werden können, so daß der Sauerstoffgehalt des in die Maske eintretenden Luftgemisches wesentlich gesteigert werden kann, wenn dies, wie bei Kohlenoxydvergiftung, erwünscht ist.

Zum Schluß noch einige technische Bemerkungen.

Die Anbringung des Kopfbügels erfordert geraume Zeit, mehrere Minuten, selbst wenn man in seiner Anlegung geübt ist. Diese Zeit ist kostbar und es wäre besser, wenn man auf den Kopfbügel verzichten und durch bloßen kräftigen Handdruck die Maske zum luftdichten Abschluß bringen könnte. Vielleicht würde die Anlegung des Kopfbügels schneller erfolgen, wenn anstatt der Lederriemen zusammengenähte Gurtbänder zur Befestigung der Maske angebracht wären. Die Sicherheit der Beatmung würde gewinnen und eine genügende Luftzufuhr würde gewährleistet werden, wenn es gelänge, ein kleines, wagerecht außen am Maskenboden gelagertes und gut ablesbares Manometer anzubringen, da man an diesem sich ohne weiteres überzeugen könnte, ob der für eine genügende Aufblasung der Lunge erforderliche Druck von etwa 20 cm Wasser wirklich in der Maske erzeugt wird.

Ob eine Beobachtung der Umfangsschwankungen der Oberbauchgegend während der Ein- nnd Ausatmung genügt, um ein zutreffendes Urteil über die Ausgiebigkeit der Lungenventilation zu gewinnen, erscheint unsicher.

Die Benutzung der Zungenzange zum Hervorziehen der Zunge zwecks Vermeidung oder Behebung ihres Zurücksinkens nach hinten würde sich wohl erübrigen, wenn man die Maske nicht in Rückenlage, sondern in Seitenlage des Kopfes aufpreßte, was sehr wohl möglich ist.

Betonen müssen wir, daß nur, wenn man sich die Zeit nimmt, die Maske mit dem Drahtbügel zu befestigen, ein Retter genügen könnte, den Handpulmotor zu bedienen. Sonst aber würden zwei Personen notwendig sein, deren eine den Stellhebel umsteuert und den Kehlkopf gegen die Speiseröhre drückt, um das Einpressen von Luft in den Magen zu verhüten, deren zweite die Maske fest anzupressen und das Manometer abzulesen hätte.

2. Der ursprüngliche Draeger-Pulmotor (vgl. Abb. 12—14).

Auch bei diesem Gerät bezog sich die Prüfung darauf, ob es auf bequeme und genügende Weise möglich sei, mit ihm eine ausreichende künstliche Atmung zu erzielen, welche Momente notwendig sind, damit

Abbildung 12.

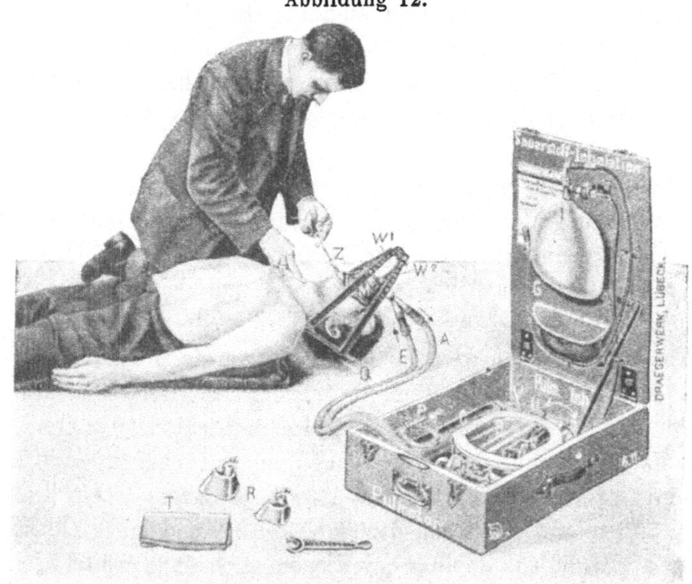

Der Pulmotor in Tätigkeit.

dies geschehe, insbesondere welcher Druck seitens des in die Lungen eingepreßten Gasgemenges ausgeübt werden muß, damit eine genügende Ausdehnung und damit Lüftung der Lunge zustande komme. Ferner wollten wir feststellen, wie die Atmungsluft, die der Pulmotor dem Beatmeten zuführt, zusammengesetzt ist.

Der Pulmotor selbst ist, ebenso wie der Handpulmotor, derart gebaut, daß aus einer Düse Sauerstoff in bestimmter Menge in der Minute ausströmt.

Bei dem Ausströmen des Sauerstoffs wird zugleich atmosphärische Luft in bestimmter Menge mitgerissen, so daß nicht — wie fast allgemein geglaubt wird — reiner Sauerstoff der Lunge zugeführt wird, vielmehr eine Luftsauerstoffmischung, ähnlich wie es beim Handpulmotor der Fall ist.

Diese Mischung wird durch einen Schlauch einer Maske zugeleitet, welche dem Gesicht angepreßt wird, und tritt unter einem bestimmten Druck in die Lungen, welche dem Drucke entsprechend ausgedehnt

Abbildung 13.

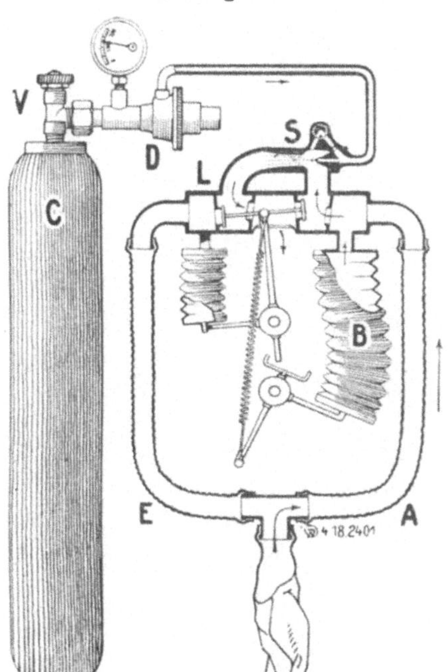

Pulmotor, saugend.
C Sauerstoffzylinder. V Schlußventil. D Druckminderungsventil. S Saugdüse. L Steuerungskammer. B Harmonikabalg zur Ventilation der Lungen. E Einatmungs-, A Ausatmungsschlauch.

werden. Ist der Druck auf eine bestimmte Höhe (18—20 cm Wasser) gestiegen, so steuert sich das Gerät selbsttätig derart um, daß der Einblasung der Luft nun ein Aussaugen folgt, welches in seinem Umfange der eingeblasenen Luftmenge entspricht.

Zunächst ergab sich, daß auch beim Pulmotor in seiner ursprünglichen Gestalt das unbedingte Erfordernis seiner Wirksamkeit in einem wirklich luftdichten Anpressen der Maske an das Gesicht des Beatmeten besteht. Kommt es dazu nicht, so kann der zur genügenden

Ausdehnung der Lungen und zur selbsttätigen Umsteuerung des Gerätes erforderliche Druck nicht erzeugt werden. Dabei hat aber der Pulmotor den erheblichen Vorzug, daß ohne weiteres dieses mangelhafte Funktionieren bei ungenügendem Abschluß der Maske am Gesicht kenntlich wird daran, daß nun keine selbsttätige Umsteuerung stattfindet.

Zur Bestimmung der hier in Betracht kommenden Druckgrößen, die auf die Lungen wirken, veränderten wir den Pulmotor derart, daß zwischen Maske und dem metallenen Dreiwegstück, von dem der

Abbildung 14.

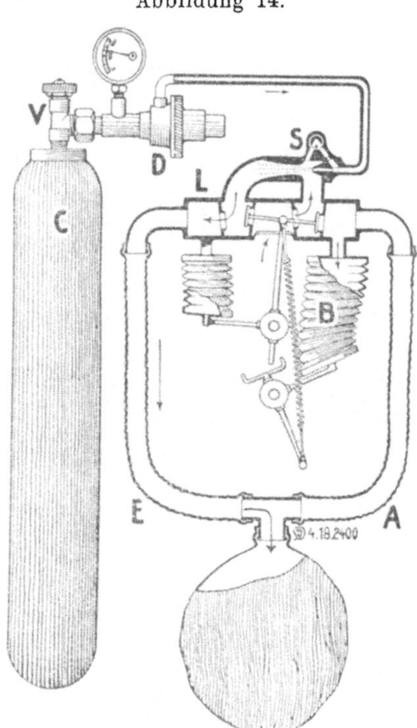

Pulmotor, drückend.

In- und Exspirationsschlauch zum Pulmotor abgehen (vgl. Abb. 12), ein Manometer eingeschaltet wurde, das den bei der Atmung zustande kommenden Druck in Zentimetern Wasser abzulesen gestattete. Hierbei ergab sich folgendes:

Vorprüfung an Loewy.

Loewy drückt selbst die Maske möglichst fest ans Gesicht. Dabei werden Druckwerte erreicht, die nie + 15 cm Wasser überschreiten. Selbsttätige Umschaltung des Pulmotors findet hierbei nicht statt. Es zeigte sich, daß trotz des festen Andrückens doch noch Sauerstoff zwischen Maske und Gesicht entwich, wenn auch anscheinend in geringer Menge. Wurde die Maske stärker mit der Hand angepreßt, unter geeigneter Formung nach der Gesichtsbildung, so wurden schnell Druckwerte von + 16 und + 18 cm Wasser erreicht, und in letzterem Falle geschah selbsttätige Umsteuerung des Pulmotors.

In einem weiteren Versuche, wiederum an Loewy, waren die Druckwerte bei allmählich gesteigertem Andrücken der Maske folgende:

+ 10 cm Wasser, + 15 cm Wasser, + 19 cm Wasser, + 18 cm Wasser.

Hierbei störten einzelne notwendig werdende eigene Atembewegungen der Versuchsperson.

Im weiteren Verlaufe tritt fast stets selbsttätige Umsteuerung ein, wobei folgende Druckwerte verzeichnet werden:

+ 17 cm Wasser, + 15 cm Wasser, + 18 cm Wasser, + 20 cm Wasser.

Weiterhin werden zugleich die negativen Druckwerte bei der Absaugung der Luft aus der Lunge (Ausatmung) abgelesen. Es ergeben sich als höchste Werte im Moment der automatischen Umschaltung:

Ausatmung	Einatmung
— 15 cm Wasser	
— 19 „ „	+ 15 cm Wasser
— 15 „ „	+ 18 „ „
— 16 „ „	+ 18 „ „
— 16 „ „	
— 17 „ „	

Es ergibt sich demnach an Loewy, daß selbsttätige Umsteuerung des Gerätes bei einem positiven Einblasedruck von + 18 bis + 20 cm Wasser auf die Ausatmung hin, und bei —16 bis —18 cm Wasser negativen Druckes bei Aussaugung der Luft auf die Einatmung hin stattfindet.

Wir können hier einige Versuche anfügen, die Loewy und G. Meyer bereits im Jahre 1913 im Auftrage des Herrn Handelsministers auf Veranlassung des Zentralkomitees für das Rettungswesen in Preußen zu dem gleichen Zweck der Wirksamkeitsprüfung des Pulmotors ausführten. Als Versuchsperson diente G. Meyer und der Abteilungsvorsteher am Tierphysiologischen Institut der Landwirtschaftlichen Hochschule zu Berlin, Herr Prof. von der Heide. Auch damals waren die Einrichtungen so wie dieses Mal getroffen worden, daß der Druck, der auf die Lungen, sei es im positiven, sei es im negativen Sinne, ausgeübt wurde, an einem Manometer abgelesen werden konnte. Wenn für wirklich gutes Anlegen der Maske gesorgt war, so ergaben sich Druckwerte, die den von uns diesmal gefundenen sehr nahe lagen, nämlich:

Versuchsperson von der Heide.

	Ausatmung	Einatmung
Versuch 1.	— 18 bis 20 cm Wasser	+ 19 bis 23 cm Wasser
„ 2.	— 18 „ 20 „ „	+ 18 „ 26 „ „
„ 3.	— 18 „ 19 „ „	+ 18 „ 20 „ „

Versuchsperson G. Meyer.

	Ausatmung	Einatmung
	— 19 bis 20 cm Wasser	+ 17 bis 18 cm Wasser

Da die Versuche damals mit einem anderen Apparat ausgeführt wurden, spricht diese Übereinstimmung der Druckwerte für die Gleichmäßigkeit der Ausführung der Apparate.

Bemerkenswert ist, daß, wenn der Pulmotor richtig arbeitet, schon nach wenigen künstlichen Beatmungen das Bedürfnis nach natürlicher aufhört und der Atmungsvorgang zwangsmäßig, allein entsprechend der Umschaltung des Pulmotors, erfolgt.

Was die Ventilationsgröße betrifft, die unter diesen Umständen zustande kommt, so muß sie verschieden sein, je nach der Größe und Dehnbarkeit des Brustraumes. Je kleiner oder unnachgiebiger der Brustraum, um so weniger Luft wird einzuströmen brauchen, damit der erforderliche Druck zum selbsttätigen Umsteuern erreicht wird. Je größer der Brustkorb und die Lungenkapazität, um so mehr Gas wird die Lunge füllen müssen, damit der zur Umschaltung auf die folgende Atemphase erforderliche Druck zustande kommt. Demgemäß zeigt sich, daß in den im folgenden mitzuteilenden Versuchen die Atemgrößen in der Minute individuell erheblich schwanken.

Wir gingen zur Feststellung der Ventilationsgröße so vor, daß in den Schlauch, der vom Pulmotor aus die Luft in die Lungen drückte, eine trockene Gasuhr eingeschaltet wurde, die derart eingerichtet war, daß vom Pulmotor aus die Luft in sie eintrat und daß die durch sie hindurchgetretene und gemessene Luft weiter zur Lunge gelangte.

Versuchsperson Loewy. Der Rand der Maske wird dick mit Lanolinum anhydricum bestrichen. Dadurch kommt es zu einem festen Anliegen, so daß nur selten etwas Luft zwischen Maske und Gesicht entweicht. Nach zwei In- und Exspirationen, bei denen mit Hand auf die neue Atemphase umgeschaltet wird, funktioniert das Gerät selbsttätig mit Druckwerten von:

— 23 bis 24 cm Wasser bei der Ausatmung,
+ 18 „ 22 „ „ „ „ Einatmung.

Die Atemgrößen sind folgende:

Minute	Stand der Gasuhr	Atemvolumen L.
0	90,4	
		31,4
1	121,8	
		11,9
$1^1/_2$	133,7	
		12,9
2	146,6	
		12,2
$2^1/_2$	158,8	
		13,0
3	171,8	
		12,2
$3^1/_2$	184,0	
		13,2
4	197,2	
		12,3
$4^1/_2$	209,5	

Versuchsperson Sanitätssoldat G., 18 jähriger schmächtiger Realschüler, eben eingekleidet. Maske wird eingefettet und zurechtgebogen. Das Gerät arbeitet selbsttätig. G. hat nicht selbsttätig geatmet. Ablesung der Gasuhr durch Zuntz.

Minute	Stand der Gasuhr	Atemvolumen Liter abgelesen	Atemvolumen Liter pro Minute
0	26,5		
		11,0	22,0
1/2	37,5		
		5,3	21,2
3/4	42,8		
		12,4	24,8
1 1/4	55,2		
		12,3	24,6
1 3/4	67,5		
		5,2	20,8
2	72,7		
		24,0	24,0
3	96,7		
		10,8	21,6
3 1/2	107,5		
		14,7	29,4
4	122,2		

Auch hier verfügen wir über ältere Versuche aus dem Jahre 1913.

Versuchsperson G. Meyer.

Minute	Stand der Gasuhr	Atemvolumen Liter abgelesen	Atemvolumen Liter pro Minute
0	51,0		
		15,0	30,0
1/2	66,0		
		15,0	30,0
1	81,0		
		14,0	28,0
1 1/2	95,0		

Versuchsperson von der Heide.

	Minute	Stand der Gasuhr	Atemvolumen Liter abgelesen	Atemvolumen Liter pro Minute
Versuch 1.	0	44,0		
			20,0	40,0
	1/2	64,0		
			18,0	36,0
	1	82,0		
			20,0	40,0
	1 1/2	102,0		
Versuch 2.	0	69,0		
			21,0	42,0
	1/2	90,0		
			18,0	36,0
	1	108,0		
			18,0	36,0
	1 1/2	126,0		
			20,0	40,0
	2	146,0		
			20,0	40,0
	2 1/2	166,0		

Versuchsperson Loewy.

Minute	Stand der Gasuhr	Atemvolumen abgelesen	Atemvolumen pro Minute L.
0	31,0		
		24	24
1	55,0		
		14	28
1 1/2	69,0		
		15	30
2	84,0		
		15	30
2 1/2	99,0		
		15	30
3	114,0		

Es ergibt sich, daß die Atemgröße in der Minute beträgt:

Bei Loewy in der erst angeführten Versuchsreihe aus 1916 um . .	25 Liter
in der aus 1913 im Mittel	27,7 „
Bei Sanitätssoldat G. im Mittel	23,9 „
Bei von der Heide im ersten Versuch	38,7 „
im zweiten Versuch	39,0 „
Bei G. Meyer	29,3 „

In einem Versuche an Sanitätssoldat G. wurde die Zusammensetzung der vom Pulmotor in die Lungen eingedrückten Einatmungsluft, sowie auch der aus den Lungen abgesaugten Ausatmungsluft ermittelt. Dabei fanden sich folgende Werte:

Die Einatmungsluft enthielt: 0,876 v.H. Kohlensäure und 33,82 v.H. Sauerstoff.

Die Ausatmungsluft enthielt: 3,680 v.H. Kohlensäure und 26,47 v.H, Sauerstoff.

Das sind Werte, welche zeigen, daß die Sauerstoffluftmischung im ursprünglichen Pulmotor ähnlich ist der im neuen Handpulmotor, da der Sauerstoffgehalt auf annähernd gleicher Höhe liegt. —

Die vorstehenden Beobachtungen zeigen, daß der ursprüngliche Pulmotor gegenüber dem Handpulmotor verschiedene Vorzüge besitzt. Abgesehen von dem technischen, daß die Maske desselben weit leichter zu einem vollkommenen oder fast vollkommenen Schluß am Gesicht zu bringen ist, kommt als wesentlicher Vorzug gegenüber dem Handpulmotor in Betracht, daß durch die Einrichtung der automatischen Umsteuerung, die immer nur erfolgt, wenn die Lunge unter genügenden Druck gesetzt und genügend entfaltet wird, man ohne weiteres erkennt, ob das Gerät zweckmäßig und ausreichend arbeitet. Kommt es zu keiner selbständigen Umsteuerung, so ist damit erwiesen, daß der Druck in der Maske nicht die genügende Höhe erreichen kann, was darauf hinweist, daß der Abschluß der Maske unvollkommen ist. Man muß dann also durch festeres Andrücken der Maske und zweckmäßigeres Zubiegen ihrer Form nach der Gesichtsbildung oder auch Einfetten ihres Randes einen besseren Schluß herbeizuführen suchen. Andererseits ist ein weiterer sehr wesentlicher Vorteil, auf den bereits in dem Bericht in der Mitgliederversammlung des Zentralkomitees für das Rettungswesen in Preußen am 7. Mai 1914[1]) hingewiesen wurde, der, daß man an der automatischen Umschaltung des Pulmotors auch erkennen kann, ob wirklich die eingepreßte Luft in die Lungen eindringt und diese zur Ausdehnung bringt, oder ob durch Zurücksinken der Zunge, das ja vielfach befürchtet wird, der Kehlkopfeingang und die Lunge abgesperrt sind, und nur Mund, Rachen, Nasenhöhle die eingespreßte Luft aufnehmen. In diesem Falle nämlich wird, da es sich um einen sehr kleinen Luftraum handelt, der zur Umschaltung notwendige Druck

1) Bericht über die Tätigkeit des Zentralkomitees für das Rettungswesen in Preußen vom 1. Januar 1912 bis 7. Mai 1914. Arch. f. Rettungswesen u. erste ärztl. Hilfe. Bd. III. H. 2. S. 122.

sehr schnell erreicht, und die Umschaltung von einer Atemphase auf die andere erfolgt bei weitem schneller, als das normalerweise geschieht.

Die Ventilationsgröße des Pulmotors ist, wie die vorstehenden Protokolle zeigen, geringer als beim Handpulmotor, was auf besseren Maskenschluß bei ersterem hindeutet und gleichfalls als günstig bezeichnet werden muß. Minutenvolumina von etwa 24 Litern bis zu etwa 39 Litern, letztere bei einem Manne mit sehr umfangreichem Brustkorb, sind ohne weiteres als annehmbar zu betrachten. —

Das Verhältnis zwischen der aus der Düse ausströmenden Sauerstoffmenge und der angesaugten Luftmenge ist, wie schon erwähnt, beim Pulmotor das gleiche wie beim Handpulmotor. Daher liegt der Sauerstoffgehalt der in die Maske einströmenden Luft annähernd auf der gleichen Höhe von etwa 33 v.H. bei beiden Geräten. Infolgedessen sind die Einwendungen, die wir gegen den Handpulmotor in seiner Verwendung gegen Vergiftung mit Sprenggasen machen mußten, ebenso für den automatischen Pulmotor giltig. Auch dieser eignet sich durch seine verhältnismäßig niedrige Sauerstoffzufuhr nicht besonders zur Beatmung Betäubter, die vorzugsweise durch Kohlenoxyd vergiftet sind.

Betreffs der Anwendung des Pulmotors im Felde ist zu betonen, daß er bei seiner sinnreichen Einrichtung immerhin ein verwickeltes Gerät darstellt. Dabei ist er von so erheblichem Gewicht, daß es Schwierigkeiten haben dürfte, ihn bei der Truppe im Felde in größerer Zahl mitzuführen und außerdem so umfangreich, daß seine Aufstellung in schmalen Gängen (Unterständen, Minengängen usw.) und seine Bedienung erschwert sein dürfte.

Was wir schon beim Handpulmotor ausführten, gilt auch für das automatische Gerät. Wenn man die Maske mittels des Bügels an den Kopf preßt und es gelingt, sie luftdicht dadurch anzubringen, so genügt ein einziger Retter, der in diesem Falle nichts weiter zu tun hat, als durch Druck auf den Kehlkopf die Speiseröhre zu verschließen, um das Eindringen des Gasgemisches in den Magen zu verhüten. Dieser Retter muß natürlich zugleich beobachten, ob die automatische Umsteuerung mit der genügenden Langsamkeit (6—8mal in der Minute) erfolgt. Andererseits muß er, falls die Umschaltung bei weitem schneller vor sich geht, die Maske lösen, die Zunge herausziehen, sie in dieser Lage befestigen, die Maske neu auflegen und die Beatmung von neuem beginnen. — Wird die Maske einfach durch Hand angepreßt, so ist dazu ein zweiter Retter nötig. Eine solche zweite Person ist zur Unterstützung der ersten schon darum zweckmäßig, weil angesichts der kleinen Abmessungen der im Gerät vorhandenen Sauerstoffbombe es bei jeder länger dauernden Beatmung erforderlich wird, die entleerte Gasbombe durch eine neue zu ersetzen. Andererseits ist allerdings zu bedenken, daß sehr umfangreiche Sauerstoffbomben angesichts der häufig beengten Raumverhältnisse noch größere Schwierigkeiten verursachen würden, als das bei dem jetzigen Pulmotormuster der Fall ist.

Auf Grund der im Vorstehenden zusammengefaßten Gesichtspunkte müssen wir zu dem Schluß kommen, daß der Pulmotor in seiner jetzigen Gestalt so wenig wie der Handpulmotor als Rettungsgerät im Felde zur Beschaffung empfohlen werden kann. Denn die einzige Anzeige zur Benutzung eines Gerätes für maschinelle künstliche Atmung an Stelle der künstlichen Handatmung ist dann gegeben, wenn an Stelle der atmosphärischen Luft Sauerstoff zugeführt werden soll. Deshalb würde der Pulmotor trotz der bereits hervorgehobenen Bedenken immerhin in Betracht zu ziehen sein, wenn er dem Verunglückten reinen Sauerstoff oder wenigstens eine hochkonzentrierte Sauerstoffmischung zuführen würde. Da dies jedoch nicht der Fall ist, kann er nur verhältnismäßig wenig wirksam sein gegen diejenigen Zustände, gegen die er in erster Linie Verwendung finden sollte (Vergiftung mit Kohlenoxyd oder Kohlenoxyd enthaltenden Gasen). Bei allen übrigen Zuständen, bei denen eine Beatmung mit atmosphärischer Luft genügt, kommt man mit künstlicher Handatmung in gleicher und einfacherer Weise zum Ziel.

Wir wollen nicht verfehlen, darauf hinzuweisen, daß ein neues Modell des Pulmotors so eingerichtet ist, daß wahlweise 30 proz. und 60 proz. Sauerstoff zur Einatmung kommen können. Letztere Sauerstoffkonzentration ist eine derartige, daß sie auch zur Behandlung Kampfgasvergifteter vorteilhaft ist. In dieser Hinsicht aber läßt sich der Pulmotor durch Benutzung des Truppensauerstoffbehandlungsgerätes in Verbindung mit künstlicher Handatmung (s. Abschnitt III) ersetzen.

3. Gerät für künstliche Atmung nach Brat.

Benutzt wurde ein Gerät, das von der Westphalia in Gelsenkirchen hergestellt und den Referenten vom Hauptsanitätsdepot in Berlin übergeben wurde.

Das Gerät (vgl. Abb. 15), dessen Prinzip Brat in der Berliner klin. Wochenschr., 1905, Nr. 17, dargelegt hat, für dessen Zusammensetzung und Wirkungsart eine genaue Beschreibung bisher nicht erhältlich war, besteht aus einem Kasten, in dem sich eine Bombe mit verdichtetem Sauerstoff befindet. An dieser Bombe angeschraubt ist ein Manometer, das den Inhalt der Bombe ablesen läßt, ferner mit diesem verbunden ein zweites Manometer, sogen. Finimeter, zu dem der Sauerstoff durch ein Druckminderungsventil fließt. Dieses Finimeter gibt den Druck an, unter dem der Sauerstoff aus dem Gerät austritt und zur Wirkung kommt. Der Sauerstoff tritt aus dem Stutzen des Finimeters zu einem Stellhahn. Ein etwa 1 m langer Schlauch verbindet diesen Mechanismus mit der Gesichtsmaske. Diese kann durch Lederriemen fest an den Kopf angeschnallt werden. Bei einer mittleren Stellung des Hahns kann der Verunglückte den Sauerstoff durch eigene Atemtätigkeit aspirieren und die Lungenluft ins Freie

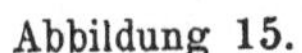
Abbildung 15.

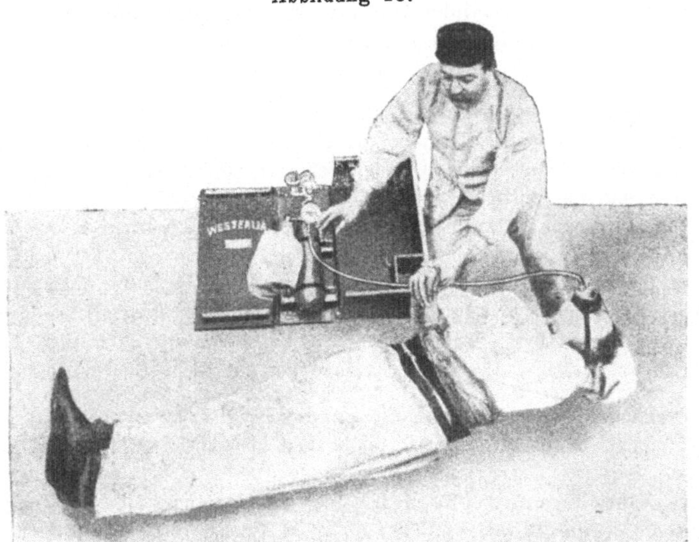

Sauerstoff-Atmungsgerät nach Dr. Brat.

entleeren. Wird der Hebel des Hahns bewegt — die Bewegung geschieht von Hand — so strömt bei der einen Stellung der Sauerstoff in die Atemwege, bei der anderen entweicht er durch eine Düse ins Freie und aspiriert dabei nach dem Injektorprinzip die Luft aus der Lunge.

Die Versuche, die wir mit diesem Bratgeräte anstellten, sind in ihren Einzelheiten in den folgenden Protokollen niedergelegt.

1. Versuch. Versuchsperson Sanitätssoldat N., 31 Jahre alt, Möbelpolier. Brustumfang 83/89 cm. 1914 bei der Truppe eingezogen. Sanitätssoldat seit 8 Wochen.

Es wird die Maske angelegt. Der in wagerechter Stellung liegende Riemen wird um den Nacken geschlungen. Der obere Riemen wird nicht befestigt.

N. atmet zunächst selbsttätig, dann künstlich nach entsprechender Umstellung des Hebels. Die Maske wird fest durch N. und Meyer angedrückt. N. hat das

Gefühl von Absaugen der Luft aus dem Brustkorb und Wiedereinpressen. Dabei findet dauernd eigene Atmung statt. Druckwerte infolgedessen schwankend, sogar so weit, daß, während der Stellhebel auf Einatmung steht, der Druck nicht positiv, sondern zuweilen negativ ist. Das Regulieren der einzelnen Atmungsphasen mit der Hand ist unsicher mit Bezug auf das zeitliche Moment, d. h. den richtigen Augenblick des Umschaltens, und entspricht unter Umständen nicht den Bedürfnissen des Atmenden, so daß bei der Einatmung zuweilen zu lange und zu viel eingeblasen und umgekehrt bei der Ausatmung zu lange abgesaugt wird. Das zu lange Einblasen macht sich bemerkbar durch ein zu starkes, unangenehm empfundenes Aufblasen der Backen.

2. Versuch. Versuchsperson dieselbe wie beim 1. Versuch.

Das Gerät wird auf natürliche Atmung eingestellt. Druckunterschied zwischen Ein- und Ausatmung etwa 2—3 cm Wasser. Das Druckminderungsventil auf 1 gestellt. Dann künstliche Atmung. Ergebnis genau wie vorher. Druck meistens nur bis 5 cm positiv und negativ. Häufig während der einzelnen Phasen Aenderung des Druckes durch eigene Atmung.

3. Versuch. Versuchsperson die gleiche.

Es wird dem Versuchsindividuum vor Beginn der Atmungsausführung genaue Anweisung gegeben, den Brustkorb möglichst still zu halten, eigene Atmung zu unterdrücken und nur mitzuatmen, wenn das Bedürfnis dazu vorliegt. Die Maske wird mit der Hand von N. an das Gesicht gedrückt. 12 Atemzüge in der Minute, d. h. 12 Ein- und Ausatmungen. Atemwechsel alle $2^1/_2$ Sekunden. Nach der Sprache zu urteilen, hat N. zurzeit Schnupfen. Er gibt an, Gewächse in der Nase zu haben. Wenn die Luft ausgesogen wurde, hatte er das Gefühl, daß die Nasenflügel aneinander gepreßt wurden. Während einzelner künstlicher Atemzüge bestand Bedürfnis zu selbsttätiger Atmung, sonst fand nur künstliche Beatmung statt.

4. Versuch. Versuchsperson Sanitätssoldat K., 27 Jahre alt, Lehrer. Brustumfang 78/86 cm. $2^1/_2$ Jahre bei der Truppe. Seit 2 Monaten Sanitätssoldat. Retter Loewy und Meyer. Maske wird mit der Hand von K. und M. angedrückt.

Natürliche Atmung, Druckunterschied zwischen Ein- und Ausatmung 2 bis 3 cm Wasser. Bei der künstlichen Atmung im Anfang Wechsel alle 2 Sekunden, d. h. 15 Atemzüge in der Minute. Dabei genügende Luftzufuhr, so daß eigene Atmung so gut wie gar nicht nötig war (Druck am Druckminderungsventil auf 2). Bei Herabsetzung der Atemfrequenz auf 10, d. h. Umschaltung alle 3 Sekunden, Luftzufuhr ungenügend, so daß eigene Atmung erfolgen muß. Bei der schnellen Atmung (alle 2 Sekunden Umschaltung) stellte sich das eingeschaltete Manometer auf — 10 cm Wasserdruck bei Ausatmung, + 10 cm bei Einatmung. Bei der Atmung alle 3 Sekunden starke Schwankungen des Manometers, zum Teil bis über die Teilung hinaus, nicht übereinstimmend mit den durch das Gerät eingeleiteten Atemphasen, bedingt durch die Eigenatmung.

5. Versuch. Verunglückter und Retter wie beim 4. Versuch.

Natürliche Atmung 2—3 cm Wasserdruckunterschied zwischen Ein- und Ausatmung. Maske wird mit Riemen wagerecht um den Nacken geschnallt, wie bei den obigen Versuchen, und von M. oben an der Nasenwurzel und zu beiden Seiten des Mundes angedrückt. Dann folgt künstliche Atmung. Bei dieser wird die Umschaltung alle 2 Sekunden vorgenommen, d. h. 15 Atemzüge in der Minute. Dabei Luftzufuhr ausreichend.

Der Sauerstoffzylinder muß jetzt neu gefüllt werden. Die Herausnahme der Sauerstoffbombe geschieht leicht, wesentlich leichter als beim Pulmotor. Eine Verbesserung könnte beim Pulmotor stattfinden, wenn das lange Seitenbrett, an welchem der Sauerstoffzylinder anliegt, mittelst Scharnieren herunterklappbar eingerichtet würde.

6. Versuch, angestellt von Zuntz, G. Meyer und Loewy. Versuchsperson Sanitätssoldat M., 23 Jahre alt, Mediziner im 6. Semester, seit Dezember 1916 Sanitätssoldat. Brustumfang erweitert sich bei Inspiration um 7 cm.

An der Ausatmungsöffnung des Brat-Gerätes wird eine trockene Gasuhr angebracht.

Der Versuchsperson wird die Maske mit wagerechtem und senkrechtem Riemen angeschnallt. Stand der Gasuhr: 7056300.

11 Uhr 51 Min. vorm. 21 Umschaltungen in 1 Minute, 22 Umschaltungen in nächster Minute.

Zeit	Gasuhrstand	Ventilation in $^1/_2$ Minute	Ventilation in der Minute
$53^1/_2$	7 191 500		
54	7 199 000	7500 ccm	15,0 Liter
$54^1/_2$	7 206 600	7600 „	15,2 „
55	7 214 100	7500 „	15,0 „
$55^1/_2$	7 222 900	8800 „	17,6 „

Stand des Druckminderungsventils: 2.

M. hat bisweilen selbständig geatmet; fühlte, daß die Brust erweitert wurde, wenn der Sauerstoff einströmte, war aber auch etwas beengt durch die künstliche Atmung.

7. Versuch. Versuchsperson wie beim 1. Versuch. Ausatmungsluft durch die Ausatmungsöffnung wie vorher zur Gasuhr geleitet.

Zeit	Gasuhrstand	Ventilation in $^1/_2$ Minute	Ventilation in der Minute	
12 Uhr $6^3/_4$ Min. nachm.	27,9			durchschnittlich 1 Atemzug = 1000 ccm.
$7^1/_4$ „ „	34,7	6,8	13,6 Liter	
$7^3/_4$ „ „	41,9	7,2	14,4 „	
$8^1/_4$ „ „	49,6	7,7	15,4 „	
$8^3/_4$ „ „	56,7	7,1	14,2 „	
$9^1/_4$ „ „	63,2	6,5	13,0 „	

Umstellungen des Hebels fanden in 1 Minute 25 mal statt, in der nächsten Minute 24 mal, in der folgenden $^1/_4$ Minute 5 mal.

Versuchsperson bekam genügend Luft, hat nicht selbständig geatmet, hatte kein Bedürfnis dazu.

Druck bei Einatmung 2, bei Ausatmung 1 am Druckminderungsventil. Brustkorb der Versuchsperson hat sich sehr wenig beim Atmen bewegt, wohl aber fand deutliche Bewegung der Bauchdecken statt.

8. Versuch, angestellt von Zuntz, G. Meyer und Loewy. Versuchsperson Sanitätssoldat R., 33 Jahre alt, Bauarbeiter. 1904—1906 aktiv gedient und seit der Mobilmachung 1914 eingezogen. Brustumfang 87/97 cm.

Versuchsanordnung wie vorher mit trockener Gasuhr, jedoch jetzt mit eingefügtem T-Stück zur Entnahme von Atemgasproben.

Probebestimmung: Die Maske wird mit wagerecht und senkrecht verlaufendem Riemen an den Kopf des R. angeschnallt. Sie schließt bis auf die Gegend an der Nasenwurzel.

Es gehen 9 Liter in $^1/_2$ Minute durch die Gasuhr (Manometer des Druckminderungsventils 1—2).

Hauptbestimmungen: Es wird jetzt die künstliche Einatmung vorgenommen und zwar in mehreren Versuchen hintereinander. Da die Bombe nicht mehr genügend Sauerstoff enthält, nur 30 Atmosphären, wird eine andere und zwar eine größere Bombe in das Gerät eingefügt. Auch diese Sauerstoffmenge wird schnell verbraucht, und nach kurzer Zeit muß die ständig im Gerät befindliche Bombe von einem größeren Standgefäß mit Sauerstoff beschickt werden.

Bei der nun folgenden künstlichen Atmung hat R. seiner Angabe nach andauernd selbständig geatmet, so wie er ohne Apparat geatmet habe. Die Luftzufuhr war allerdings bequemer als bei natürlicher Atmung. Jedoch will er nicht gemerkt haben, wie ohne sein Zutun Luft hineindrang und herausgesogen wurde. Ein richtiges Bedürfnis zum Atmen hat er nicht gehabt. Jedenfalls hat also die Brat-Atmung die natürliche nicht unterdrückt. Die Ventilationsgröße war 8—900 ccm pro Atemzug.

Es wird jetzt dem R. genau angesagt, daß er seine eigene Atmung völlig ausschließen solle.

Die für das Gerät zuständige Bombe wird neu eingefügt. Die Maske wird mit beiden Riemen um den Kopf geschnallt. (Finimeter bei 2.) $26^1/_2$ Atemzüge in 1 Minute.

Zeit	Gasuhrstand	Ventilation in $^1/_2$ Minute	Ventilation in 1 Minute
	8 343 400		
		8900 ccm	17800 ccm
Nach $^1/_2$ Minute	8 352 300		
		7700 „	15400 „
Nach weiterer $^1/_2$ „	8 360 000		
		8500 „	17000 „
„ „ $^1/_2$ „	8 368 500		

Die Zahl der Atmosphären in der Sauerstoffbombe ist von 100 auf 35 hinabgegangen. — R. schildert, daß er zuerst gut Luft erhalten und gar nicht geatmet habe. Zum Schluß in der letzten $^1/_2$ Minute hat er schwerer Luft bekommen. Zuerst, d. h. bei noch hohem Druck in der Bombe, ging die Atmung gut vor sich, so leicht wie bei natürlicher.

Die Zusammensetzung der Einatmungsluft war:

0,145 v.H. Kohlensäure, 97,318 v.H. Sauerstoff, 2,537 v.H. Stickstoff.

Die Zusammensetzung der Ausatmungsluft war:

1,469 v.H. Kohlensäure, 38,627 v.H. Sauerstoff, 59,904 v.H. Stickstoff.

Der niedrige Sauerstoff- und hohe Stickstoffgehalt der Ausatmungsluft erklären sich daraus, daß die Lungen nicht durch längere vorherige Beatmung ausgewaschen waren, also noch von der vorhergehenden Luftatmung Stickstoff enthielten.

Die Protokolle ergeben, daß geachtet wurde einerseits auf den Druck, unter dem der Sauerstoff zu den Lungen strömt und wieder abgesaugt wird, sodann auf die Luftmenge, die bei einem Atemzug und in der Zeiteinheit die Gasuhr passierte, endlich auf die Zusammensetzung des Luftgemisches, das in die Lungen eintrat.

Was zunächst die Maske betrifft, so scheint diese in ihrer Bauart etwas zweckmäßiger zu sein, als die Draeger'sche, wenn auch äußerlich erhebliche Unterschiede nicht wahrzunehmen sind. Die Maske war leichter zum Anschluß an das Gesicht zu bringen. Der untere Teil schloß gewöhnlich völlig dicht, und nur an der Nasenwurzel mußte ein Druck von beiden Seiten her geübt werden, um auch hier Luftdichtigkeit zu erzielen. Die Befestigung mittels der beiden Riemen ist jedenfalls einfacher als die bei den Draegergeräten, bei denen hierzu ein besonderes Gestell, das unter das Hinterhaupt gelegt wird, vorgeschrieben ist.

Der Druck, der in der Maske erzeugt wurde und auf den in der Lunge bestimmend wirkte, wurde durch ein besonderes Manometer gemessen, das in den Atmungsschlauch eingeschaltet war. Er betrug bei der natürlichen Atmung 1—3 cm Wasserdruck-Differenz zwischen Ein- und Ausatmung. Demgegenüber stieg er bei der künstlichen Atmung auf + 10 cm Wasser bei der Einatmung, — 10 cm bei der Ausatmung, so daß der Druckunterschied 20 cm ausmachte. Diese Druckwerte betragen nur die Hälfte derjenigen, die ein gut arbeitender Pulmotor erzeugt. Die Folge der geringeren Druckwerte des Bratgerätes ist eine geringere Füllung der Lunge. Das führt dazu, daß die Zahl der Atemzüge höher sein muß als beim Pulmotor, um eine ausreichende Lungenventilation herbeizuführen. In allen unseren Versuchen mußte die Umschaltung des Stellhebels von Einatmung auf Ausatmung und umgekehrt mindestens alle 2 Sekunden erfolgen. Jeder volle Atemzug dauerte demnach 4 Sekunden, d. h. es mußten mindestens 15 Atemzüge in der Minute zustandekommen, wenn nicht das Bedürfnis zu natürlichen Atembewegungen sich geltend machen sollte.

Wurde der Stellhebel alle 3 Sekunden umgeschaltet, so daß in der Minute 10 Atemzüge zustandekamen, so war es nicht möglich, die künstliche Atmung zu unterhalten, ohne daß zahlreiche natürliche Atemzüge mit ausgeführt wurden.

Im allgemeinen gelang es auch mit dem Bratgerät bei genügend schneller Umschaltung, d. h. also bei genügender Atemfrequenz (mindestens 15 in der Minute), die natürliche Atmung auszuschalten. Immerhin konnten einzelne der Untersuchten — wenn auch, wie sie angaben, mit einiger Mühe — selbständig während der künstlichen Beatmung fortatmen. Aber auch bei diesen konnte die künstliche Atmung vollkommen den Ansprüchen des Körpers gerecht werden, so daß bei willkürlicher Stillstellung der Atmung die künstliche Luftzufuhr als vollkommen ausreichend angegeben und auch nicht durch natürliche Atemzüge unterbrochen wurde.

Die Atemgröße, d. h. das in der Minute durch die Gasuhr gehende Gasvolumen betrug in unseren Versuchen für die Minute 13—17,6 Liter, also erheblich weniger, als bei dem Pulmotor, bei dem wir Werte zwischen 18 und 30 Litern und mehr gefunden hatten. Diese Zahlen bedeuten aber keineswegs die Lungenventilation, denn was durch die Gasuhr geht, ist ein Gemisch des zur Aussaugung der Lungen dienenden Sauerstoffs aus der Bombe und der Ausatmungsluft.

Wir fanden für die Einatmungsluft fast reinen Sauerstoff, nämlich: 97,32 v.H. Sauerstoff, daneben 0,15 v.H. Kohlensäure und 2,54 v.H. Stickstoff.

Für die mit Sauerstoff aus der Bombe gemischte Ausatmungsluft: 38,63 v.H. Sauerstoff, 1,47 v.H. Kohlensäure und 59,9 v.H. Stickstoff.

Aus diesen Zahlen ergibt sich, daß bei nicht lange fortgesetzter künstlicher Atmung mit dem Bratgerät die Luft der Lungenalveolen immer noch einen erheblichen Stickstoffgehalt hat. Sie ist durch ihren höheren Sauerstoffgehalt zwar günstiger zusammengesetzt für Rettung Kohlenoxydvergifteter, aber immer noch so arm an Sauerstoff, daß keine Sorge besteht, es möchte durch übermäßige Sauerstoffkonzentration eine Reizung der Lungen zustande kommen. Wie lange die Atmung fortgesetzt werden kann, ohne daß dieses günstige Verhältnis sich derart ändert, daß die Lunge mit fast reinem Sauerstoff gefüllt ist, soll durch weitere Versuche noch festgestellt werden. Auf die Bedenken, die sich aus diesem Zustande, d. h. aus der Atmung fast reinen Sauerstoffs ergeben würden, ist bereits im Abschnitt IV, S. 45, eingegangen worden.

Da wir für einen in absoluter Ruhe liegenden Menschen die Kohlensäureausscheidung ziemlich sicher auf 200 ccm in der Minute ansetzen können, berechnet sich aus dieser Zahl und dem Atemvolumen von 13—17 Litern ein wahrscheinlicher Kohlensäuregehalt der Ausatmungsluft von 1,33 v.H. Rechnet man hierzu die 0,15 v.H. Kohlensäure in der Einatmungsluft, so müßte die Ausatmungsluft 1,48 v.H. Kohlensäure enthalten, was mit dem tatsächlichen Befunde (1,47 v.H.) vorzüglich übereinstimmt. Diese Übereinstimmung ist ein Beweis, daß in unserem Falle die Maske gut geschlossen hat.

Hier sei nur noch darauf hingewiesen, daß die unvermischte Zufuhr des Sauerstoffs aus der Bombe den Nachteil hat, daß der Sauerstoffvorrat sich sehr schnell erschöpft, so daß nur verhältnismäßig kurze Zeit der Inhalt der zum Apparat gehörigen, verhältnismäßig kleinen Sauerstoffbombe vorhält. Es ist demnach bei jeder einigermaßen langen Beatmung ein wiederholter Wechsel der Sauerstoffbombe oder ihres Inhalts erforderlich. Im allgemeinen wird der Inhalt für etwa 20—25 Minuten zureichen.

Einen technischen Vorteil bietet die Einrichtung des Bratgerätes insofern, als die eine Schmalseite des Kastens, auf der die Sauerstoffbombe befestigt ist, zum Herunterklappen eingerichtet ist. Die Bombe liegt demnach nach dem Herunterklappen völlig frei, ist daher sehr leicht zugängig, und die Auswechslung oder Neufüllung sind leicht und schnell auszuführen. Das ist ein Vorzug gegenüber der Anordnung beim Pulmotor, bei dem die notwendig werdende Erneuerung des Sauerstoffvorrates umständlicher ist.

Erwähnenswert ist schließlich, daß die Maske des Bratgerätes handlicher ist als die des Handpulmotors und bei weitem leichter, da bei ersterem die Einrichtung zum Einblasen der Luft in die Lunge und zu ihrem Wiederaussaugen an der Maske angebracht ist, während sie beim Bratgerät von dieser getrennt sich bei der Sauerstoffbombe befindet.

Die Folge davon ist, daß die Maske des Handpulmotors ein erhebliches Gewicht hat. Unter Umständen kann aber die Verbindung zwischen Saug- und Druckeinrichtung und Maske, wie sie im Handpulmotor verwirklicht ist, von Vorteil sein, da der Retter sehr gut imstande ist, mit der einen Hand den Stellhebel zu bedienen, mit der anderen durch festes Andrücken der Maske an das Gesicht etwa noch bestehende Undichtigkeiten zu beseitigen.

4. Das sogenannte Inhabad-Gerät.

Es besteht aus einem Brett, das so schmal ist, daß es der Bewegung der Arme sowohl bei der Ein- wie Ausatmungsbewegung freien Spielraum läßt. Das Brett enthält eine besondere Vertiefung zur Aufnahme des Hinterkopfes, so daß die Lage des Körpers auf dem Brett dadurch bestimmt ist. Mit dem Brett gelenkig verbunden ist ein Metallrahmen, der so angeordnet ist, daß die zwei Seitenstücke desselben einen Drehpunkt in der Höhe der untersten Rippen haben, so daß sie von hier aus über den Kopf nach hinten bis zum Erdboden geführt, andererseits gegen den Bauch hin gedreht werden können. Beide Seitenstücke sind an ihren freien Enden durch einen Querstab miteinander verbunden, so daß beide zwangsmäßig stets die gleichen Bewegungen ausführen müssen. An beiden Seitenstücken befinden sich Halter zur Befestigung der Arme, die entsprechend den individuell verschiedenen Armlängen verschiebbar angebracht sind. Es empfiehlt sich, diese Halter so einzustellen, daß die Gegend des Handgelenkes an ihnen befestigt wird. Ist die Befestigung vorgenommen, so bewegen sich die Arme mit den Haltern, wobei ein Hinüberführen des Gestänges

Abbildung 16.

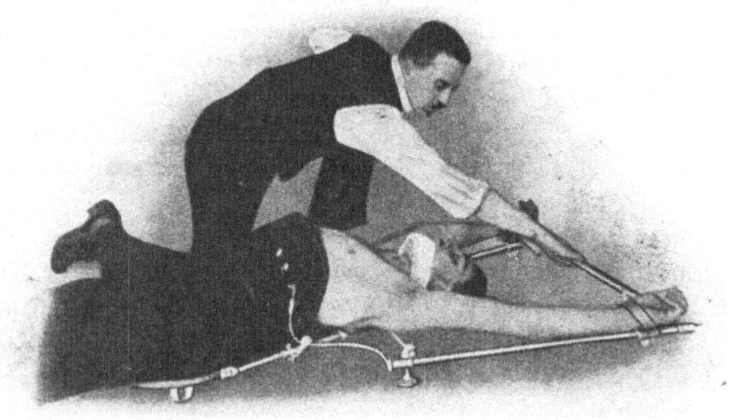

Inhabad-Apparat in Betrieb: Einatmungsperiode.

Abbildung 17.

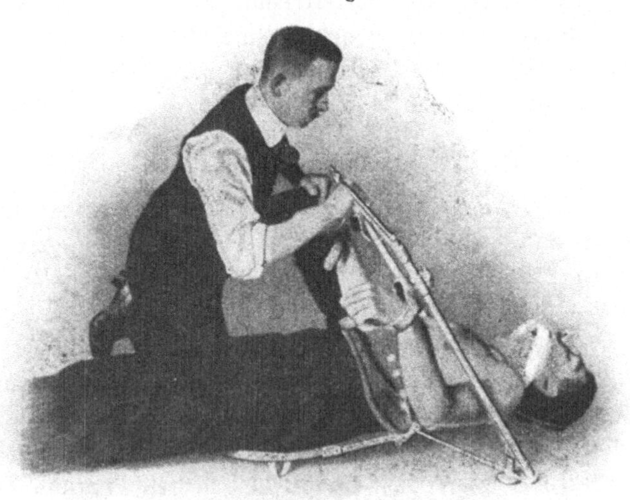

Inhabad-Apparat in Betrieb: Ausatmungsperiode.

über den Kopf eine Einatmung, ein Zurückführen zum Bauch eine Ausatmung bewirken.

Zur Verstärkung der Ausatmung ist ein breiter Bauchgurt angebracht, der durch Ketten, welche über Rollen laufen, derart mit dem

Gestänge nahe dessen Drehpunkt verbunden ist, daß bei der Einatmungsbewegung eine Lockerung, bei der Ausatmungsbewegung ein festes Anziehen des Gurtes und damit ein Druck auf die Oberbauchgegend zustande kommt. Der Inhabad läßt also Atembewegungen ausführen, welche der Silvester-Broschschen Atmung vollkommen entsprechen, so daß also die Beatmung mittels des Inhabad einfach eine maschinelle Silvester-Broschsche Atmung darstellt.

Auch mit dem Inhabad wurden Versuche ausgeführt, um zu entscheiden, ob die natürliche Atmung durch ihn außer Tätigkeit gesetzt werden kann, wie groß der dabei in den Luftwegen erzeugte positive und negative Druck ist, wie umfänglich das Atemvolumen ist, das erzeugt werden kann.

Die Versuche waren folgende:

Versuchsperson Sanitätssoldat B. Druckmessung und Gasmessung wird vorgenommen, wobei die Nase mittels Klemme geschlossen wird, in den Mund ein Mundstück mit anschließendem Ein- und Ausatmungsventil kommt. Zwischen Mundstück und Ventilen befindet sich ein Manometer, das den Druck in Zentimetern Wasser anzeigt. Hinter dem Ausatmungsventil folgt eine trockene Gasuhr zur Ablesung der Atmungsgröße. Es wird ein gerollter Militärmantel als Kopfrolle in den Nacken gelegt.

Beim Vorversuch wird festgestellt, daß der Retter kein deutliches Urteil darüber hat, wie stark die Kompression ist, die er bei der Ausatmungsbewegung auf den Bauch ausübt.

A. Druckmessung.

1. Versuch.

a) Natürliche Atmung.

Einatmung	Ausatmung	Einatmung	Ausatmung
— 3	+ 4 cm Wasser	— 3	+ 4 cm Wasser
— 3	+ 3 „ „	— 3	+ 3 „ „
— 2,5	+ 3 „ „	— 3	+ 3,5 „ „

b) Künstliche Atmung (Retter G. Meyer).

Einatmung	Ausatmung
— 3,5	+ 4 cm Wasser
— 3	+ 3,5 „ „

Zwischendurch natürliche Atmung.

Wieder künstliche Atmung.

Einatmung	Ausatmung	Einatmung	Ausatmung
— 5	+ 3 cm Wasser	— 2 bis — 3	+ 2 bis + 3 cm Wasser
— 6	+ 3 „ „	— 5	+ 3 cm Wasser
— 5	+ 3 „ „	— 6	+ 3 „ „
— 5	+ 4 „ „	— 4	+ 2 „ „
— 8	+ 7 „ „	— 7	+ 6 „ „
— 9	+ 7 „ „	— 8	+ 7 „ „
— 3	+ 5 „ „	— 10	+ 8 „ „

10 Atemzüge in der Minute.

2. Versuch.

Künstliche Atmung.

Einatmung	Ausatmung	Einatmung	Ausatmung
— 2	+ 3 cm Wasser	— 1	+ 3 cm Wasser
— 2	+ 2 „ „	— 1	+ 3,5 „ „
— 2	+ 3,5 „ „	— 2	+ 3 „ „
— 1	+ 2,5 „ „	— 1	+ 3 „ „

11 Atemzüge. Keine Atemnot. Vielleicht 1—2 mal selbsttätigé Atmung, sonst nur künstliche Atmung.

3. Versuch.

Künstliche Atmung.

Einatmung	Ausatmung	Einatmung	Ausatmung
— 2	+ 1 cm Wasser	— 2	+ 2 cm Wasser
— 2	+ 2 „ „	— 1,5	+ 1,5 „ „
— 2	+ 2 „ „	— 1,5	+ 2 „ „
— 2,5	+ 2 „ „	— 1,5	+ 2,5 „ „
— 3	+ 2 „ „	— 2	+ 2 „ „
— 3	+ 3 „ „		

11 Atemzüge in der Minute. Weiter keine selbständige Atmung Subjektive Empfindung: genügende Luftzufuhr. Bauchgurt wird eine Kettenöse enger geschnallt.

4. Versuch.

Künstliche Atmung.

Einatmung	Ausatmung	Einatmung	Ausatmung
— 5	+ 4 cm Wasser	— 5	+ 5 cm Wasser
— 6	+ 6 „ „	— 6	+ 6 „ „
— 7	+ 5 „ „		

6 Atemzüge. Wiederum keine Atemnot.

5. Versuch.

Künstliche Atmung.

Einatmung	Ausatmung	Einatmung	Ausatmung
— 5	+ 4 cm Wasser	— 4,5	+ 4 cm Wasser
— 5,5	+ 4 „ „	— 6	+ 6 „ „
— 5	+ 5 „ „	— 4	+ 5 „ „
— 4	+ 4 „ „	— 5	+ 5 „ „
— 5	+ 4 „ „	— 5	+ 5 „ „

12 Atemzüge in der Minute.

Bei der nächsten Probe wird die Einatmung durch weiteres Hintenüberführen des Rahmens verstärkt.

6. Versuch.

a) Selbständige Atmung.

Einatmung	Ausatmung
— 4	+ 2 cm Wasser
— 3	+ 1,5 „ „

b) Künstliche Atmung.

Einatmung	Ausatmung	Einatmung	Ausatmung
— 5	+ 4 cm Wasser	— 7	+ 5 cm Wasser
— 7	+ 5 „ „	— 7	+ 6 „ „
— 8	+ 5 „ „	— 8	+ 5 „ „
— 7	+ 6 „ „	— 7	+ 6 „ „
— 9	+ 6 „ „	— 8	+ 6 „ „

14 Atemzüge in der Minute.

B. Ventilationsmessung.

7. Versuch.

Bauchgurt blieb in voriger Stellung.

a) Natürliche Atmung.

	Stand der Gasuhr	
12 Uhr 34 Minuten	26 100	In 3 Minuten bei natürlicher Atmung 18 Liter.
12 „ 37 „	44 100	

b) Beginn der künstlichen Atmung um

	Stand der Gasuhr	Ventilation in 1/2 Min. Liter	Minutenwert Liter
12 Uhr 37 Minuten	44 100		
		13,100	27,400
12 „ 37 1/2 „	57 200		
		14,300	
11 „ 38 „	71 500		

12 Atemzüge.

	Stand der Gasuhr	Ventilation in 1/2 Min. Liter	Minutenwert Liter
12 Uhr 38 Minuten	71 500		
		12,500	29,400
12 „ 38 1/2 „	84 000		
		16,900	
12 „ 39 „	100 900		

26 Atemzüge in 2 Minuten. Abgesehen von den ersten Atemzügen bewegte sich die Gasuhr nur während der künstlichen Ausatmungsbewegungen. Angeblich keine eigene Atmung.

c) Selbständige Atmung.

	Stand der Gasuhr	Ventilation	Minutenwert Liter
12 Uhr 45 1/2 Minuten	10 600		
		1,700	9,400
12 „ 45 3/4 „	12 300		
		3,000	
12 „ 46 „	15 300		

d) Künstliche Atmung.

	Stand der Gasuhr	Ventilation	Minutenwert Liter
12 Uhr 46 1/2 Minuten	26 700		
		11,100	
12 „ 47 „	37 800		
		16,200	28,600
12 „ 47 1/2 „	54 000		
		15,600	
12 „ 48 „	69 600		

27 Atemzüge in 2 Minuten. Angeblich keine Spontanatmung, abgesehen von den ersten Atemzügen.

8. Versuch.

Versuchsperson Loewy. Anordnung: trockene Gasuhr, Manometer, Ventile.

a) Natürliche Atmung.

	Gasuhrstand	Ventilationsgröße Liter
	27,5	
		6,2
Nach 1 Minute	33,7	
		5,2
„ 1 „	38,9	
		4,5
„ 1 „	43,4	
		12,3 = 6,15 Liter pro Minute.
„ 2 „	55,7	

b) Künstliche Atmung beginnt.

Nach 1 Minute	63,5	>	3,8
„ 2 Minuten	67,3	>	5,4
„ 3 „	72,7		

Es hat sich nach 7—8 Atemzügen die Neigung zu selbsttätiger Atmung verloren, dann war im wesentlichen nur künstliche Atmung vorhanden, bis auf vereinzelte, durch das Bedürfnis bedingte aktive Einatmungen, die mit der künstlichen Ausatmung interferierten und dann das exspiratorisch gemessene Volumen auf 0,05 bis 0,1 Liter herabsetzten.

Es wird ein Rollkissen unter die Schultern gelegt. Der Bauchgurt des Gerätes wird in die passenden Ösen der Ketten beiderseits eingehakt.

c) In der Minute 20 künstliche Atemzüge. Körper in Opistothonusstellung vom Brett abgehoben.

Das Einsaugen der Luft beginnt erst beim Hinabführen der Arme gegen den Boden und steigert sich gleichzeitig mit zunehmender Wölbung des Rückens. Damit diese zustande kommt, müssen die Arme gestreckt sein, wann der Bügel den Erdboden berührt. Die Atemzüge dürfen nicht zu schnell ausgeführt werden.

d) Neue künstliche Atmung.

24 Atemzüge in 2 Minuten, in der ersten Minute 11, in der zweiten 13. Loewy empfindet es zweckmäßig, daß das Gerät länger in stärkster Einatmungsstellung festgehalten wird. Natürliche Atmung war nicht vorhanden. Liegt die Versuchsperson nicht auf der Rolle, so wölbt sich der Rücken nicht so stark, und die Luft schießt nicht so stark wie vorher in die Lungen.

Bessere Lagerung auf Rollkissen.

Stand der Gasuhr

94,5 }
Nach 1 Minute 101,2 } 6,7 Liter pro Minute. 1 Atemzug 0,5—0,6 Liter.

Es zeigt sich auch hier, daß die Wirkung am besten ist, wenn die Arme bei tiefster inspiratorischer Stellung des Winkelhebels gestreckt sind.

e) Natürliche Atmung.

Stand der Gasuhr

19,5 }
22,7 } 3,2 Liter in $^1/_2$ Minute = 6,4 Liter pro Minute.

25,1 }
31,0 } 5,9 Liter pro Minute. 1 Atemzug 0,4—0,6 Liter.

12 Atemzüge pro Minute.

35,3	>	4,8 Liter. 1 Atemzug 0,25—0,6 Liter.
40,1	>	5,0 Liter.
45,1		

24 Atemzüge in 2 Minuten, 11 in der ersten, 13 in der zweiten Minute.

Die Prüfungen des Inhabad werden an einigen Sanitätssoldaten fortgeführt. Anordnung der Versuche wie vorher.

9. Versuch.

Versuchsperson Sanitätssoldat S., 29 Jahre alt. Brustumfang 80/87,5 cm. Retter Loewy.

a) Eine Minute natürliche Atmung.

	Gasuhrstand	Atemvolumen pro $1/2$ Minute
10 Uhr $42^1/_2$ Minuten	684,2	
43 „	687,3	3,1 Liter
$43^1/_2$ „	691,3	4,0 „

b) Künstliche Atmung.

	Gasuhrstand	Atemvolumen pro $1/2$ Minute
10 Uhr $44^1/_2$ Minuten	694,65	
45 „	698,6	3,9 Liter
$45^1/_2$ „	703,4	4,8 „
46 „	707,4	4,0 „
$46^1/_2$ „	711,3	3,9 „

Atemfrequenz 9 mal pro Minute, im allgemeinen kein Bedürfnis zur Atmung, doch einige willkürliche Atemzüge zwischengeschoben. Gerollter Militärmantel unter Schultern des Verunglückten gelegt.

Der Bauchgurt funktioniert nicht mehr normal, weil die obere Schicht des Segeltuchs zerreißt und der Querriß sich dauernd erweitert. Trotzdem weitere künstliche Atmung 10 mal pro Minute. Die Größe der einzelnen Atemzüge ist folgende:

800	700	900	900	900
700	600	700	800	800
500	600	700	800	

10. Versuch.

Versuchsperson Sanitätssoldat D., 19 Jahre alt. Brustumfang 87/97 cm. Gerollter Mantel unter den Schultern des Verunglückten.

a) Selbsttätige Atmung.

	Gasuhrstand	Atemvolumen pro Minute
12 Uhr 21 Minuten	1,5	
$21^1/_2$ „	5,2	7,4
22 „	9,1	7,8
$22^1/_2$ „	12,7	7,2
23 „	16,6	7,8

Bei der selbsttätigen Atmung 15 Atemzüge in der Minute.

b) Künstliche Atmung ab 12 Uhr 23 Minuten. Atemzüge im Tempo der Maschine. D. hat angeblich dauernd selbst geatmet. Benutzt wird der eingerissene Bauchgurt. Der Riß hat sich unterdessen bis auf 16 cm verlängert.

	Gasuhrstand	Atemvolumen pro Minute
12 Uhr $23^1/_2$ Minuten	30 000	
24 „	33 600	7,2
$24^1/_2$ „	36 500	5,8
25 „	39 500	6,0
$25^1/_2$ „	43 400	7,8
26 „	46 800	6,8

In $2^1/_2$ Min. 22, d. h. pro Min. 9 Atemzüge. Pro Minute im Mittel **6,72** Liter.

11. Versuch.

Versuchsperson Sanitätssoldat D. Retter Sanitätssoldat Fr.

a) Zuerst selbsttätige Atmung.

	Gasuhrstand		Atemvolumen pro Min.
10 Uhr $52^1/_4$ Minuten	6 889 800		
		>— 4,100 Liter =	8,2 Liter
$52^3/_4$ „	6 893 900		
		>— 2,600 „ =	10,4 „
53 „	6 896 500		
		>— 3,500 „ =	7,0 „
$53^1/_2$ „	6 900 000		
		>— 4,400 „ =	8,8 „
54 „	6 904 400		
		>—	3,4 „
55 „	6 907 800		
		>—	3,4 „
56 „	6 911 200		
		>— 4,200 Liter =	8,4 „
$56^1/_2$ „	6 915 400		

b) Künstliche Atmung mit dem ausgebesserten Bauchgurt 5 mal in der halben Minute. Gasuhr bewegt sich in der ganzen Zeit nicht.

c) Weitere künstliche Atmung für $^1/_2$ Minute, Retter Loewy. Dabei findet dauernd willkürliche Atmung statt, die sich zwischen die künstliche einschiebt. Gasuhrstand verändert sich ganz unregelmäßig.

d) Selbständige Atmung.
16 Atemzüge in der Minute.

	Gasuhrstand	Atemvolumen pro $^1/_2$ Min.	
11 Uhr $9^3/_4$ Minuten	6 945 400		Pro Minute im Mittel 8,8 Liter.
		>— 4,300 Liter	
$10^1/_4$ „	6 949 700		
		>— 4,200 „	
$10^3/_4$ „	6 953 900		
		>— 4,400 „	
11 „	6 956 100		
		>— 4,700 „	
$11^1/_2$ „	6 960 800		

e) Künstliche Atmung. Es ist unmöglich, daß D. zum Mitatmen im Tempo der künstlichen Ventilation gebracht wird, obgleich die künstlichen Atemzüge absichtlich möglichst im Tempo seiner eigenen Atmung ausgeführt werden.

Diese Versuchsperson war sehr groß und, wie schon die Brustmessungswerte ergaben, mit einem recht umfangreichen Brustkorb begabt. Bei diesem Manne vermochte der Inhabad also nicht die natürliche Atmung entbehrlich zu machen.

12. Versuch.

Versuchsperson Sanitätssoldat Fr., 27 Jahre alt, Brustumfang 64/74 cm, hagerer Mann. Retter Meyer.

a) Zunächst selbsttätige Atmung.

	Gasuhrstand	Atemvolumen pro $^1/_2$ Min.	
11 Uhr $23^1/_2$ Minuten	6 995 700		Pro Minute im Mittel 7,2 Liter.
		>— 4,6 Liter	
24 „	7 000 300		
		>— 3,4 „	
$24^1/_2$ „	7 003 700		
		>— 2,8 „	
25 „	7 006 500		

Atemfrequenz 12 in der Minute.

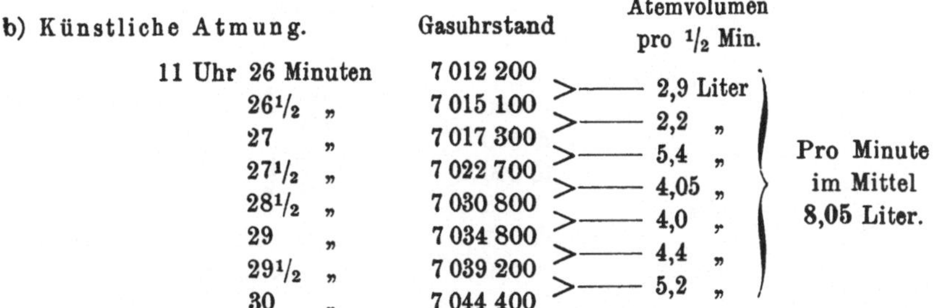

b) Künstliche Atmung.

	Gasuhrstand	Atemvolumen pro $^1/_2$ Min.	
11 Uhr 26 Minuten	7 012 200		
		2,9 Liter	
$26^1/_2$ „	7 015 100		
		2,2 „	
27 „	7 017 300		
		5,4 „	Pro Minute im Mittel 8,05 Liter.
$27^1/_2$ „	7 022 700		
		4,05 „	
$28^1/_2$ „	7 030 800		
		4,0 „	
29 „	7 034 800		
		4,4 „	
$29^1/_2$ „	7 039 200		
		5,2 „	
30 „	7 044 400		

Atemfrequenz 10 mal in der Minute.

Auch bei diesem Versuch gelang es nicht, die selbsttätige Atmung vollständig auszuschalten. Versuchsperson gibt an, daß er teils einige wenige Atemzüge, teils eine ganze Reihe von Atemzügen hintereinander selbständig ausführen mußte. Er gibt an, daß er bei der Einatmungsbewegung die Luft einströmen fühlt. Die Einatmung selbst ist ihm angenehm, die Ausatmung empfindet er unangenehm.

13. Versuch.

Versuchsperson Sanitätssoldat K. Retter Loewy.

a) Selbständige Atmung.

	Gasuhrstand	Atemvolumen pro Min.
11 Uhr 8 Minuten	54,5	
		5,8 Liter
9 „	60,3	
		4,7 „
10 „	65,0	

Frequenz der Atemzüge 14—15 mal in der Minute.

b) Künstliche Atmung.

Gerollter Mantel unter die Schultern gelegt. Das Gestänge ist für die ungewöhnlich langen Arme des Verunglückten zu kurz, so daß eine Streckung der Arme beim Hintenüberführen des Gestänges nicht zustande kommt, und auch die Ledermanschetten nicht am Handgelenk, sondern oberhalb desselben den Armen anliegen. Zunächst werden die Vorderarme noch mittelst Binden am Gestänge befestigt. Später nach Anderung der Lage des Bauchgurtes, wie es nachstehend angegeben ist, werden die Binden entfernt. Ein Einfluß auf die Wirkung der künstlichen Atmung ist daraus zu ersehen, daß die Ventilationsgrößen geringer werden. Zuerst atmet K. willkürlich möglichst tief, bis Apnoe eintritt, dann wird künstliche Atmung vorgenommen, die jedoch keinerlei Wirkung hat. Darauf wird der Bauchgurt verlagert durch Änderung der Stellung der Haltestifte. Mit diesen Haltestiften sind die Rollen in Verbindung, über welche die Ketten zum Bauchgurt laufen. Die Haltestifte werden mehr kopfwärts eingestellt, der Bauchgurt dadurch mehr am unteren Brustumfang angelegt. Es wird außerdem zwischen Bauchgurt und Haut der Versuchsperson ein Polster aus Watte gelegt, da sich zeigt, daß der Bauchgurt ohne dieses in der Mitte nicht anliegt.

Nun wird zunächst wieder selbsttätige Atmung ausgeführt, bei der zunächst der Umfang der einzelnen Atemzüge aufgezeichnet wird. Um die dann folgende künstliche Atmung wirksam zu machen, erweist es sich als erforderlich, die Atembewegungen nicht durchweg langsam, sondern zum Schluß der einzelnen Phasen mit einer gewissen Beschleunigung auszuführen.

c) Selbsttätige Atmung.	Gasuhrstand	Beobachtung der einzelnen Atemzüge	
11 Uhr $43^1/_4$ Minuten	137 400		
	38 500	1100	Mittel 950 ccm geatmet pro Atemzug = 7,6 Liter pro Min.
	39 500	1000	
	40 300	800	
$43^3/_4$ „	41 200	900	
44 „	42 500		
$44^1/_2$ „	45 700	3200 ccm in $^1/_2$ Minute = 6,4 Liter pro Minute.	

d) Jetzt künstliche Atmung.	Retter Meyer.	
11 Uhr 45 Minuten	47 500	
$45^1/_2$ „	50 500	3000 = 6 000 pro Minute.
46 „	57 100	6600 = 13 200 „ „
$46^1/_2$ „	62 400	5300 = 10 600 „ „
47 „	68 300	5900 = 11 800 „ „

Bei diesen Versuchen erfolgte angeblich keine selbsttätige Atmung, jedenfalls kein Interferieren der natürlichen Atmung mit der künstlichen. Bisher waren die Vorderarme mit den genannten Binden am Gestänge festgebunden. Nun werden sie gelöst.

e) Jetzt wieder natürliche Atmung.	Gasuhrstand	Beobachtung der einzelnen Atemzüge	
11 Uhr 52 Minuten	4 800		
	5 900	1100	pro Atemzug. Frequenz 8 mal pro Minute.
	6 900	1000	
	7 500	600	
	8 400	900	
	8 900	500	

f) Jetzt künstliche Atmung.	Retter Meyer.	
11 Uhr 53 Minuten	71 700	
54 „	78 300	6600 pro Minute.
$54^1/_2$ „	81 700	3400 = 6800 „ „
55 „	85 000	3300 = 6600 „ „
56 „	93 400	8400 „ „
$56^1/_2$ „	98 000	4600 = 9200 „ „

Frequenz 9 mal pro Minute. Die Atmung soll ganz ohne willkürliche Nachhilfe geschehen sein.

14. Versuch.

Versuchsperson Sanitätssoldat H. Rolle unter den Schultern.

a) Selbsttätige Atmung.	Gasuhrstand	
12 Uhr $5^3/_4$ Minuten	15 500	
6 „	19 500	4000 pro $^1/_4$ Minute.
$6^1/_4$ „	23 000	3500 „ $^1/_4$ „
$6^1/_2$ „	26 700	3700 „ $^1/_4$ „

b) Künstliche Atmung. Retter Meyer.

Von 12 Uhr 12 Minuten bis 12 Uhr 14 Minuten finden zwischen der künstlichen Atmung spontane Atemzüge statt, die mit ihr interferieren, so daß keine regelmäßige Bewegung der Gasuhr zustande kommt. Auch bei einem folgenden künstlichen Atmungsversuch ist durch $2^1/_2$ Minute keine Übereinstimmung in den künstlichen Atembewegungen und der natürlichen Atmung zu erzielen. Es kommt dauernd zu einem Gegenarbeiten der natürlichen gegen die künstliche Atmung. Der Versuch wird abgebrochen.

Aus den vorstehenden Protokollen geht hervor, daß die künstliche Atmung mittels Inhabad nicht bei allen Versuchspersonen Erfolg hatte. Es gelang nicht stets, die Lungen durch die Inhabadatmung so kräftig zu ventilieren, daß die natürliche Atmung unnötig oder aufgehoben wurde. Das dürfte mit der Größe des Brustraumes der Versuchsperson zusammenhängen. Außerdem kommt noch ein Mißverhältnis zwischen den Maßen des Gerätes und der Armlänge der Versuchsperson in Betracht. Auch machte die Einstellung der Rolle, über die die Ketten zur Betätigung der Bauchkompression laufen, vielfach Schwierigkeiten. Auch da, wo die natürliche Atmung während der künstlichen unterdrückt wurde oder sich im allgemeinen als unnötig erwies, kamen doch bei verschiedenen Personen Augenblicke, wo sie selbsttätig mit eingreifen und einen oder mehrere selbsttätige Atemzüge machen mußten. Das hing mit einem ungeeigneten Tempo der künstlichen Atmung zusammen. Eine wirksame Atmung kam überhaupt nur dann zustande, wenn durch richtiges Unterlegen einer Rolle unter die Schultern die Möglichkeit gegeben war, durch das Hintenüberführen der Arme auf den Boden die in den Protokollen wiederholt hervorgehobene Wölbung des Rückens zustande zu bringen.

In den geglückten Versuchen, d. h. in denjenigen, in denen dauernd oder meist die natürliche Atmung durch die künstliche ersetzt war, zeigte sich, daß letztere nur zu geringen Druckschwankungen in den Luftwegen führte, Druckschwankungen, wie sie der natürlichen Atmung, die zugleich bei derselben Versuchseinrichtung mitgeprüft wurde, entsprechen. Die Luftmengen, die durch die künstliche Atmung in die Lungen geführt wurden, schwankten. Meist übertrafen sie die als normal bei ruhiger Atmung anzusehenden um einige Liter, waren auch gewöhnlich größer, als die spontanen bei Befestigung am Inhabad geatmeten, obgleich diese natürlich schon die bei bequemer Körperlage geatmeten übertrafen. Dabei wäre es möglich, daß die sehr hohen, die normalen um das Vier- bis Fünffache übertreffenden Volumina, die bei dem Sanitätssoldaten B. zustande kamen, zum Teil beeinflußt sind durch ein unwillkürliches, wenn auch geleugnetes Mitatmen. Bei Loewy, der durch längere Übung imstande ist, seine natürliche Atmung wirklich auszuschalten, und bei den übrigen Sanitätssoldaten finden wir durchgehend niedrigere Atemvolumina als bei B., die jedoch auch bei L. immer etwas höher sind als die, die bei natürlicher Atmung an L. gefunden waren und die zur Herbeiführung eines normalen Gaswechsels ausreichten. Es finden sich etwa 5—6 Liter für die Minute bei etwa $^1/_2$ Liter Atemtiefe. Diese Atemgrößen sind niedriger als die bei Handausführung des Silvester-Broschschen Verfahrens. Das kann nur dadurch bedingt sein, daß die Atmung zu wenig kräftig ausgeführt wurde. Bei der Einatmung wurde stets darauf geachtet, daß das Rahmengestänge mit den Unterarmen den Boden berührte und bei dieser Stellung die Wirbelsäule wie im Opisthotonus gekrümmt war. Das ist sehr wesentlich, weil man deutlich fühlen kann, daß erst in dem Augenblick, wo die Wirbelsäule sich zu krümmen beginnt,. Außenluft in größerer Menge in die Luftwege eintritt.

Die Ausatmung in genügendem Umfange auszuführen, ist weniger leicht, weil man das richtige Gefühl dafür, wie weit man den Druck auf den Bauch steigern darf, erst allmählich lernt. So kam es z. B., daß L. an derselben Versuchsperson weit bessere Ventilationswerte mittels des Inhabad erreichte, als Zuntz, weil L. bei der Ausatmung einen stärkeren Druck auf den Bauch ausübte, obwohl Z. schon bis zur zulässigen Grenze der Zusammenpressung des Bauches gegangen zu sein glaubte. Das ist ein Nachteil des Inhabad gegenüber der künstlichen Handatmung nach Silvester-Brosch, da man bei dieser nicht gut in Zweifel kommt, wie weit man mit dem Druck der Arme gegen die unterste Brust- bzw. oberste Bauchwand gehen kann.

Im übrigen ist die Ausführung der Atmung, d. h. die Bewegung des Rahmens nicht schwer. Nach L. und Z. ist sie leichter und länger ausführbar als die künstliche Handatmung nach Silvester-Brosch, während Meyer bei beiderlei Verfahren einen Unterschied in dieser Beziehung nicht erkennen konnte.

Jedenfalls empfiehlt es sich als zweckmäßig die Bewegung des Inhabadrahmens nicht so auszuführen, wie die Empfehlungsschrift der Inhabad-Gesellschaft im Bilde zeigt, d. h. in der Bauchgegend des zu Beatmenden zu knieen, den Rahmen an dem Verbindungsstück der beiden drehbaren Rahmenstücke zu fassen und den Rahmen über den Kopf des Verunglückten sei es nach hinten, sei es nach vorne zu bewegen. Dafür dürfte nur bei sehr wenigen Rettern die Länge der Arme ausreichen, und es sind dabei ausgiebige Körperbewegungen des Retters nötig, die seine vorzeitige Ermüdung bewirken können. Anders ist es, wenn man in der Höhe der Schultern neben dem Verunglückten kniet und die eine seitliche Stütze des Rahmens angreift, um von hier aus die Rahmenbewegung zu betätigen. Dann gelingt es, mehr oder weniger lange Zeit ohne Ermüdung die erforderliche Bewegung auszuführen.

Die Lagerung und Befestigung der Arme am Rahmen könnte noch verbessert werden dadurch, daß an Stelle der durchlochten Lederriemen durchlochte Gurtbänder treten, und die Armmanschetten nicht mittels Flügelschrauben, sondern durch Knöpfe befestigt werden, die an im Innern der Rahmenstöcke angebrachten federnden Zahnstangen sich in der jeweils benötigten Lage einstellen lassen. Die Rahmenlänge erwies sich in einem Falle als zu kurz, um die Arme bei der Einatmungsbewegung gestreckt zu machen. Das führte zu allzu niedrigen Ventilationswerten.

Die Befestigung des Bauchgurtes erfordert ziemlich große Aufmerksamkeit und immerhin einige Zeit, einerseits um ihn nicht so locker anzulegen, daß bei der Atmung die Zusammenpressung des Oberbauches zu gering ist, andererseits, um ihn nicht zu fest zu schnallen, so daß ein übermäßiger Druck auf die Magengegend erzeugt wird und möglicherweise Emporpressen von Mageninhalt erfolgt. Endlich müssen die Haltestifte der Rollen richtig eingesteckt werden, damit Oberbauch und unterer Brustkorb richtig vom Bauchgurt umfaßt werden.

Im allgemeinen stellt demnach das Inhabad-Gerät nicht stets ein genügend wirksames Atmungsgerät dar. Es zeichnet sich durch seine Einfachheit und leichte Beförderungsfähigkeit aus und hat den Vorteil, da es nicht auf eine bestimmte mitgeführte Menge Sauerstoff angewiesen ist, beliebig lange Zeit ohne störende Unterbrechung, wie sie die Erneuerung der Sauerstoffbombe bedingt, benutzt werden zu können. Seine Ausführung zeigte allerdings in dem von uns benutzten Exemplar noch Mängel. Der Bauchgurt war zu schwach gearbeitet, so daß er während der Atmung einriß. Die Rollen, über welche die Ketten verlaufen, brachen an den Rändern aus, so daß die Kettenglieder sich verfingen und die Bewegung des Rahmens gestört wurde. Das Ende der Ketten bilden zwei Fortsätze, die sich wiederholt in den Kettengliedern verfingen und gleichfalls die Ausführung der Atembewegungen störten. Sie müssen für die Praxis durch kugelförmige Knöpfe ersetzt werden.

Ein anscheinender Mangel, den man darin sehen könnte, daß nur atmosphärische Luft für die Atmung in Betracht kommt, gegenüber den beiden Draeger-Geräten, über die wir in den vorstehenden Abschnitten Mitteilung machten, fällt darum nicht erheblich ins Gewicht, weil die letzteren auch nur ein Gasgemenge mit nicht über 30 v.H. Sauerstoff zuführten, abgesehen von dem auf S. 80 erwähnten neuen

Draeger-Modell, gegenüber den etwa 21 v.H., die sich in der atmosphärischen Luft befinden.

Eine neuere Veränderung des Inhabad soll es ermöglichen, zugleich auch Sauerstoff dem Beatmeten zuzuführen, jedoch konnten wir bisher ein derart verändertes Gerät für unsere Versuche nicht erhalten. Es soll erst nach dem Kriege seine endgültige Gestalt bekommen. Wir hoffen, diese neuere Einrichtung später prüfen zu können.

Da der Inhabad nicht mehr, sondern eher weniger leistet als die künstliche Handatmung nach Silvester-Brosch, so ist seine Beschaffung für allgemeinen Gebrauch im Felde nicht als notwendig zu bezeichnen. Die künstliche Handatmung leistet dasselbe oder mehr und kann jederzeit und an jedem Orte ausgeführt werden. Sie kann schneller eingeleitet werden als die mittels künstlicher Vorrichtungen und kann gerade im Felde, wo man gewöhnlich nicht auf einen einzigen Helfer angewiesen ist, beliebig lange fortgesetzt werden, da nach Ermüdung des einen Retters ein zweiter zur Verfügung steht, und man einen Wechsel eintreten lassen kann. —

Nachdem nunmehr die verschiedenen Geräte, deren Prüfung den Berichterstattern übertragen war, auf ihre Leistungsfähigkeit und technische Vollkommenheit untersucht sind, soll jetzt ein Vergleich über ihre Brauchbarkeit und Notwendigkeit gegeben werden.

Zunächst ist grundsätzlich zu bemerken, daß der Inhabad eine andere Stellung einnimmt, als die drei anderen geprüften Geräte: Handpulmotor, Pulmotor und Brat-Gerät. Der Inhabad stellt nichts weiter dar als ein Gerät, das die Silvester-Broschsche Atmung mit mechanischer Hilfe auszuführen gestattet. Wir erwähnten schon (S. 98), daß die Atmung mittels des Inhabad weniger umfänglich ist, als die Handatmung nach Silvester-Brosch, und daß sonstige Vorzüge vor dieser nicht bestehen, abgesehen davon, daß die mit der Ausführung der Atmung für den Retter verbundene Anstrengung unter Umständen geringer ist. Steht mehr als ein Retter zur Verfügung, so würde auch dieser letztere Vorteil seinen Wert verlieren. Der Inhabad, bei dessen bisheriger Konstruktion nur atmosphärische Luft zur Einatmung gelangt — nach dem Kriege soll, wie oben erwähnt, eine Anordnung veröffentlicht werden, bei welcher zugleich Sauerstoff zugeführt werden kann — eignet sich demgemäß nicht zur Behandlung mit Sprenggasen Vergifteter.

Diesem Zwecke sollen jedoch die anderen drei Geräte dienen. Am vollkommensten ist das der Fall beim Bratschen Gerät, bei dem fast reiner Sauerstoff in die Lungen eintritt. Er würde demnach die besten Ergebnisse bei der Behandlung mit Sprenggasen Vergifteter zeigen müssen.

5. Vergleichende Beurteilung der verschiedenen Geräte.

Die Bedenken, die aus seinen technischen Mängeln sich herleiten, sind bereits auf S. 85ff. geäußert.

Pulmotor und Handpulmotor, die demselben Zwecke dienen sollen, wie der Bratsche Apparat, sind jedoch darum weniger geeignet, weil sie in ihrem bisherigen Bau Sauerstoffkonzentrationen liefern, die um 30 v. H. liegen, also relativ wenig wirksam sein können gegen Vergiftungen mit Kohlenoxyd oder mit kohlenoxydhaltigen Gasen. Erst neuerdings ist, wie erwähnt, ein Pulmotor gebaut worden, der 60prozentigen Sauerstoff liefert. Ihre wesentliche Bedeutung haben sie daher als Einrichtung zur Lungenventilation ohne Zuhilfenahme der Handatmung. Dabei zeigt sich der Handpulmotor in verschiedenen, zum Teil wesentlichen Punkten dem ursprünglichen Pulmotor unterlegen. Einerseits war bei dem zur Verfügung stehenden Muster die luftdichte Anbringung der Maske weit weniger sicher als bei dem älteren Pulmotor. Das steht möglicherweise damit in Zusammenhang, daß die Handpulmotormaske die gesamte für die Lungenventilation erforderliche Einrichtung trägt. Ein wesentlicherer Nachteil des Handpulmotors aber ist, daß seine Bedienung, d. h. die Umstellung von einer Atmungsphase auf die andere von Hand erfolgt. Die Bedenken, die hiergegen bestehen und die in gleicher Weise auf das Bratgerät zutreffen, sind bereits geschildert worden. Es wurde hervorgehoben, daß der erhebliche Vorzug des älteren Pulmotors eben darin liegt, daß die Umschaltung am Schluss der einzelnen Atmungsphasen in zweckmäßiger Weise durch den Füllungszustand der Lungen am Ende der Ein- und Ausatmung geregelt wird.

Diese zweckmäßige Umschaltung läßt sich bei Handbetrieb nie vollkommen erreichen.

Weiterhin läßt der Pulmotor erkennen, ob die Luftwege zur Lunge frei sind, und endlich, ob ein genügender Druck in der Lunge erzeugt wird, um eine ausreichende Aufblasung zustande zu bringen. Da letzteres abhängig ist von der sachgemäßen Anlegung der Maske, so gibt der Pulmotor zugleich Aufschluß darüber, ob der Abschluß der Maske vollkommen ist oder nicht.

Der Handpulmotor zeigt demnach gegenüber dem ursprünglichen Pulmotor mancherlei Nachteile, kaum aber einen Vorzug. Höchstens könnte man ihn für brauchbarer erachten gegenüber dem Pulmotor durch seinen geringen Umfang und seine Unterbringung in einem kleinen leichten Kasten. Daher wird die Möglichkeit seiner Fortbewegung auch an Orten gegeben sein, an denen eine mehr oder weniger große Raumbeschränkung herrscht (Unterstände, Minengänge), wo der schwere und umfangreichere Pulmotor nicht zu verwenden ist.

Gegenüber dem Brat-Gerät, dem der Handpulmotor in seiner Bauart ähnelt, hat er den Nachteil, daß er ein nur wenig Sauerstoff enthaltendes Luftgemisch den Lungen zuführt, also wie bereits oben erwähnt, viel ungeeigneter ist zur Behandlung von mit Sprenggasen Vergifteten. —

Was endlich die Frage betrifft, ob für die Behandlung der an Kohlenoxydvergiftung erkrankten Personen im Felde ein Gerät zur künstlichen Atmung mit Sauerstoffzufuhr zu empfehlen ist oder hierfür bei Sanitätsformationen in Frage kommen könnte, wäre zu sagen, daß — so notwendig auch die Atmung von Sauerstoff unter diesen Umständen ist — keines der geprüften Geräte den gewünschten Zweck vollkommen zu erfüllen vermag. Die Pulmotoren nicht, weil die Sauerstoffkonzentrationen des Luftgemisches, das sie den Lungen zuführen, zu niedrig sind, um eine Kohlenoxydvergiftung wirksam zu bekämpfen. Wirksamer ist in dieser Beziehung die in letzter Zeit gebaute Abart des Pulmotors, bei dem ein Luftsauerstoffgemisch von 60 v. H. eingeblasen wird. Allerdings wird dabei der Sauerstoffvorrat der Bombe schnell verbraucht, und eine Auswechslung der Sauerstoffbomben wird häufig notwendig werden.

Am wirksamsten in bezug auf die Bekämpfung der Kohlenoxydvergiftung ist das Brat-Gerät. Dieses hat jedoch die Nachteile der Bedienung von Hand, über die wir uns vorstehend bereits geäußert haben. Es läßt außerdem nicht erkennen, ob überhaupt oder ob genügend Sauerstoff in die Lunge einströmt. Man hat also keine Kontrolle über das Maß seiner Wirkung.

Am meisten zu empfehlen wäre noch eine Vereinigung der künstlichen Handatmung nach Silvester-Brosch mit Sauerstoffzufuhr unmittelbar aus einer Sauerstoffbombe. Hierbei hat sich das Truppensauerstoffbehandlungsgerät bewährt, unter Benutzung nicht der gewöhnlichen Metallmaske, vielmehr der Kampfgasmaske.

25. Heft. Ueber die Entstehung und Behandlung des Plattfusses im jugendlichen Alter. Von Dr. Schiff. 1904. 2 M.

26. Heft. Ueber plötzliche Todesfälle, mit besonderer Berücksichtigung der militärärztlichen Verhältnisse. Von Oberarzt Dr. Busch. 1904. 2 M. 40 Pf.

27. Heft. Kriegschirurgen und Feldärzte der Neuzeit. Von Oberstabsarzt Prof. Dr. A. Köhler. 1904. 18 M.

28. Heft. Beiträge zur Schutzimpfung gegen Typhus. Bearbeitet in der Medizinal-Abteilung des Königl. Preuss. Kriegsministeriums. Mit 10 Kurven im Text. 1905. 1 M. 60 Pf.

29. Heft. Arbeiten aus den hygienisch-chemischen Untersuchungsstellen. Zusammengestellt in der Med.-Abt. des Königl. Preuss. Kriegsministeriums. I. Teil. 1905. 2 M. 40 Pf.

30. Heft. Ueber die Feststellung regelwidriger Geisteszustände bei Heerespflichtigen und Heeresangehörigen. Beratungsergebnisse aus der Sitzung des Wissenschaftl. Senats bei der Kaiser Wilhelms-Akademie für das militärärztliche Bildungswesen am 17. Februar 1905. Mit 3 Kurventafeln im Anhang. 1905. 1 M.

31. Heft. Die Genickstarre-Epidemie beim Badischen Pionier-Bataillon Nr. 14 (Kehl) im Jahre 1903/1904. Mit einem Grundriss der Kaserne und zwei Anlagen. 1905. 3 M. 60 Pf.

32. Heft. Zur Kenntnis und Diagnose der angeborenen Farbensinnstörungen. Von Stabsarzt Dr. Collin. 1906. 1 M. 20 Pf.

33. Heft. Der Bacillus pyocyaneus im Ohr. Klinisch-experimenteller Beitrag zur Frage der Pathogenität des Bacillus pyocyaneus. Von Stabsarzt Dr. Otto Voss. Mit 5 Tafeln. 1906. 8 M.

34. Heft. Die Lungentuberkulose in der Armee. Im Anschluss an Heft 14 der Veröffentlichungen bearbeitet von Stabsarzt Dr. Fischer. 1906. 2 M.

35. Heft. Beiträge zur Chirurgie und Kriegschirurgie. Festschrift zum siebzigjährigen Geburtstage Sr. Exz. v. Bergmann gewidmet. Mit dem Porträt Exz. v. Bergmann's, 8 Tafeln und zahlreichen Textfiguren. 1906. 16 M.

36. Heft. Beiträge zur Kenntnis der Verbreitung der venerischen Krankheiten in den europäischen Heeren sowie in der militärpflichtigen Jugend Deutschlands. Von Stabsarzt Dr. H. Schwiening. 1907. Mit 12 Karten und 8 Kurventafeln. 6 M.

37. Heft. Ueber die Anwendung von Heil- und Schutzseris im Heere. Beratungsergebnisse aus der Sitzung des Wissenschaftl. Senats bei der Kaiser Wilhelms-Akademie für das militärärztliche Bildungswesen am 30. November 1907. 1908. 1 M. 20 Pf.

38. Heft. Arbeiten aus den hygienisch-chemischen Untersuchungsstellen. Zusammengestellt in der Med.-Abt. des Königl. Preuss. Kriegsministeriums. II. Teil. 1908. 2 M. 80 Pf.

39. Heft. Ueber das Auftreten von Sarkomen, sowie von Haut-, Gelenk- und Knochentuberkulose an verletzten Körperstellen bei Heeresangehörigen. Von Oberstabsarzt Dr. Eichel. 1908. 80 Pf.

40. Heft. Ueber die Körperbeschaffenheit der zum einjährig-freiwilligen Dienst berechtigten Wehrpflichtigen Deutschlands. Auf Grund amtlichen Materials unter Mitwirkung von Oberstabsarzt Dr. Nicolai bearbeitet von Stabsarzt Dr. Heinrich Schwiening. 1909. 5 M.

41. Heft. Arbeiten aus den hygienisch-chemischen Untersuchungsstellen. Zusammengestellt in der Med.-Abt. des Königl. Preuss. Kriegsministeriums. III. Teil. 1909. 2 M. 40 Pf.

42. Heft. Die altrömischen Militärärzte. Von Stabsarzt Dr. Haberling. Mit 1 Titelbilde und 16 Textfiguren. 1910. 2 M. 80 Pf.

43. Heft. Die Hagenauer Ruhrepidemie des Sommers 1908. Bearbeitet in der Medizinal-Abteilung des Kgl. Preuss. Kriegsministeriums. Mit 3 Tafeln u. 8 Abb. im Text. 1910. 2 M. 80 Pf.

44. Heft. Berichte über die Wirksamkeit des Alkohols bei der Händedesinfektion. Zusammengestellt in der Medizinal-Abteilung des Königlich Preussischen Kriegsministeriums. Mit 8 Textfiguren. 1910. 2 M. 40 Pf.

45. Heft. Arbeiten aus den hygienisch-chemischen Untersuchungsstellen. Zusammengestellt in der Medizinal-Abteilung des Königlich Preussischen Kriegsministeriums. IV. Teil. 1911. 3 M.

46. Heft. Beiträge zur Lehre von der sog. „Weil'schen Krankheit". Klinische und ätiologische Studien an der Hand einer Epidemie in dem Standort Hildesheim während des Sommers 1910. Von Generalarzt Dr. Hecker und Stabsarzt Prof. Dr. Otto. Mit 10 Tafeln, 1 Skizze und 15 Kurven im Text. 1911. 8 M.

47. Heft. Das Königliche Hauptsanitätsdepot in Berlin. Mit 3 Tafeln und 24 Abbildungen im Text. 1911. 2 M.

48. Heft. Ueber ein Eiweissreagens zur Harnprüfung für das Untersuchungsbesteck der Sanitätsoffiziere. Vorträge und Berichte aus der Sitzung des Wissenschaftl. Senats bei der Kaiser Wilhelms-Akademie am 6. Mai 1909. 1911. 1 M. 60 Pf.

49. Heft. I. Die Heranziehung und Erhaltung einer wehrfähigen Jugend. Vortrag, gehalten am 9. Januar 1911 von Dr. Lothar Bassenge, Stabsarzt im Kriegsministerium. II. Krankenpflege, insbesondere weibliche Krankenpflege im Kriege. Vortrag, gehalten am 16. Januar 1911 von Dr. Georg Schmidt, Stabsarzt im Kriegsministerium. 1 M. 60 Pf.